Everyday PRACTICE – ZEIT FÜR MICH

Begleitbuch zu den 45 Karten

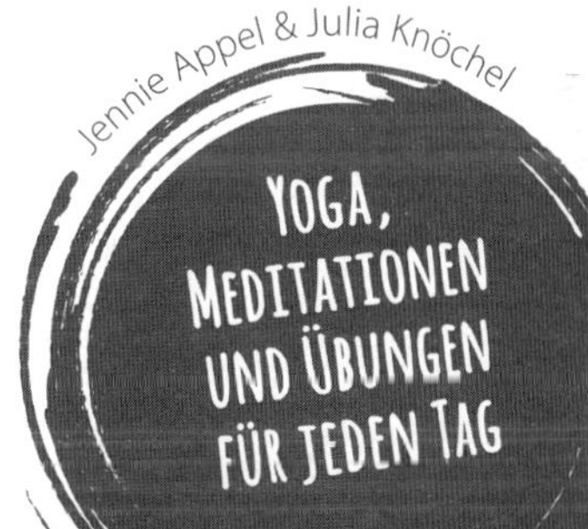

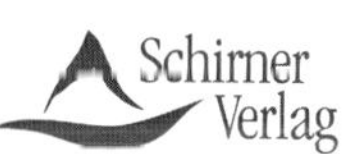

ISBN 978-3-8434-9093-1

1. Auflage Oktober 2017

Schachtel & Layout: Simone Fleck, Schirner, unter Verwendung
der Fotos von Julia Knöchel und der Grafiken # 188233268 (© chocoma87)
und # 512667139 (© tanyabosyk), www.shutterstock.com
Lektorat: Claudia Simon, Schirner

Printed & bound by: Ren Medien GmbH, Germany

www.schirner.com

INHALT

DIE KARTEN

EINLEITUNG

Du sehnst dich nach Ruhe und Ausgeglichenheit? Nach einer regelmäßigen Atempause in deinem Alltag? Nach Zeit, die du nur mit dir verbringst und in der dein Geist Raum hat, zu fliegen oder anzukommen? Vielleicht wünschst du dir eine einfache tägliche Praxis, die dir genau dies ermöglicht und dir darüber hinaus auch noch Freude bereitet und nicht zur lästigen Pflicht wird. Vielleicht warst du schon oft nach einem Wochenendseminar inspiriert und hast begeistert einige Zeit lang regelmäßig praktiziert – bis dich dann schließlich der Alltag eingeholt hat und du in frühere Muster oder gewohnte Automatismen verfallen bist. Das geht sehr vielen Menschen so, du bist also mit dieser Erfahrung gewiss nicht allein.

Viele Menschen können für sich zu Hause eine schöne und sinnvolle Übungsabfolge erstellen oder fließen intuitiv durch einige bekannte Asanas (Körperstellungen im Yoga), probieren sich spielerisch aus und spüren nach, was der Körper gerade braucht. Doch auch hier fehlen manchmal die Impulse oder der »letzte Kick«, um sich wirklich täglich auf der Matte einzufinden. Schon häufig haben uns Anfragen erreicht, wie eine tägliche Praxis leichter umsetzbar wird und wieso man immer wieder genau das sein lässt, was einem doch so guttäte. Diesen Fragen möchten wir mit unseren Bildern und Impulsen nachgehen und dir eine Fülle von Anregungen mit auf den Weg geben, die dir eine Umsetzung erleichtern können. Vielleicht wirst du dadurch so inspiriert und angeregt, dass du vor lauter Tun die Frage nach dem Wie ganz einfach vergisst. Das wäre wundervoll!

Vielleicht erkennst du auch, dass diese Übungen und Anregungen Vorschläge sind – wie ein buntes Buffet: Von manchem magst du nur kurz naschen, anderes nährt dich und ruft nach nachhaltiger Wiederholung, und wieder anderes regt dich dazu an, es mit weiterer Literatur oder Präsenzkursen zu vertiefen. Wir ermutigen dich hier ausdrücklich, ganz nach deinem Geschmack vorzugehen, denn alles andere wird dich nicht zur täglichen Praxis anregen. Nähre deine Seele mit dem, was du genüsslich zu dir nehmen kannst – und wenn du magst, teste von Zeit zu Zeit, ob sich dein Geschmackssinn verändert hat. Kennst du ein Kind, das mit Freude Oliven isst? Und dennoch genießen viele Menschen im Sommer gern Antipasti. Irgendwann findet also ein Wandel der Geschmacksnerven und auch der Bedürfnisse statt (sei es körperlich oder seelisch) – und auch in deiner spirituellen Praxis kannst du dies über die Jahre feststellen. Die Zeiten wandeln sich und mit ihnen deine Bedürfnisse und Sehnsüchte.

Yoga ist Meditation in Bewegung, wobei Bewegung nicht nur die körperliche Bewegung meint, sondern auch die Bewegung des Wandels in deiner Praxis und deinem Leben. Manchmal benötigst du vielleicht eine stille Sitzmeditation und ein anderes Mal einen kraftvollen Yogaflow. Du isst schließlich auch nicht jeden Tag das Gleiche. Wähle aus dem reichhaltigen Buffet des Lebens das Passende für dein spirituelles Bedürfnis aus, und verweile dann gern eine Weile dabei, um es zu vertiefen. Das Wort »Yoga« bedeutet auch »Einheit«, »verbinden«, und wir haben uns bei diesem Projekt die Freiheit genommen, die spirituellen Wege, die uns tief berühren und die wir schon lange gehen, endlich einmal vereint in die Welt zu geben. Wir erleben ganz deutlich, dass eine spielerische, undogmatische Herangehensweise sehr viel einladender ist und sich nach und nach genau das in deiner täglichen Praxis finden wird, was zu dir und deinem Wesen passt.

Ob du Single, erfolgreiche Geschäftsfrau oder alleinerziehender Vater bist – jedes Leben hat seine ganz eigene Dynamik und seine eigenen Stressmuster oder Verantwortlichkeiten, die erfüllt werden wollen. Es ist an uns, die Prioritäten auch einmal zu unseren Gunsten zu setzen und ganz selbstverständlich all das in unserem Leben zu kultivieren, was uns nährt und stärkt. Mache dir klar, was du willst. Finde die Intention, die du mit deiner täglichen Praxis verbindest. Du kannst ganz bewusst Einfluss auf dein Leben nehmen und Qualitäten in dir stärken, die dir am Herzen liegen. Ob du nun vor einem Buffet stehst oder eine Speisekarte in deinen Händen hältst, es ist an dir zu wählen, was du bestellen möchtest. Wir sind sicher, dass du noch nie dachtest: »Ach, irgendetwas wird mich schon satt machen …«, sondern stets das ausgesucht hast, was dich in ebendiesem Moment ansprach.

Was möchtest du gern erhalten oder tun? Was könnte dir eine tägliche Praxis schenken oder in dir stärken? Wünschst du dir mehr Geduld mit deinen Mitmenschen oder dir selbst? Würdest du gern deine sorgenvollen Gedanken loslassen und Ruhe finden, Mitgefühl und Achtsamkeit üben? Oder sehnst du dich nach mehr Gelassenheit in deinem Leben? Dieses Kartenset möchte dir helfen, Fragen wie diese zu vertiefen oder zu erweitern, und gleichzeitig eine Fülle von meditativen, erfahrungsorientierten Möglichkeiten anbieten, aus denen du intuitiv wählen kannst, was dir genau heute guttut. Wir freuen uns von Herzen, wenn du mit auf diese spirituelle Entdeckungsreise gehst und sich dein Wunsch nach einer regelmäßigen Praxis erfüllt.

Wissenschaftliche Studien zeigen, dass Meditation und eine tiefe Atmung uns helfen, Stress zu reduzieren, und unserem Allgemeinbefinden äußerst dienlich sind. Wie viele Menschen wirst auch du wissen, dass eine tägliche (Meditations-)Praxis zu einem inneren Gleichgewicht verhilft. Mit der Zeit stellen sich tiefe Ruhe und Frieden ein – egal, wo du bist und wie chaotisch oder laut es um dich herum zugehen mag.

Wenn du keinen Kontakt zu dir selbst hast und dich emotional und/oder körperlich nicht mehr fühlst, bist du deinen Stimmungsschwankungen, Zweifeln, Sorgen und Unsicherheiten regelrecht ausgeliefert. Eine tägliche spirituelle Praxis, zum Beispiel in Form von Meditation, Yoga oder anderen energetischen Übungen, kann dir helfen, den Kontakt mit dir wieder aufzunehmen, in dich hineinzuhorchen und in der Ruhe deines Geistes Einsichten in dein Leben zu gewinnen. Deine Intuition kann sich nun wieder klarer und wahrnehmbarer zu Wort melden, und deine Vision für dieses Leben kann sich entfalten. Wenden wir uns regelmäßig achtsam unserer Innenwelt zu, wird die Außenwelt unkomplizierter. Wir treten mit uns selbst in Kontakt, und dies ist im Alltag mit all seinen Anforderungen wie ein Anker, der uns hilft, uns nicht darin zu verlieren.

Meditation ist überall und zu jeder Zeit möglich. Ein spezieller Platz in deinem Zuhause wird dir jedoch helfen, dich nach und nach an das tägliche Praktizieren zu gewöhnen. Ein heiliger Ort, den du nur für deine Praxis aufsuchst und der immer einladend auf dich wartet. Sollte dir das räumlich nicht möglich sein, kannst du dich auch ganz einfach nach dem Aufwachen zunächst 5 Minuten in deinem Bett aufsetzen und deinem Atem lauschen, bevor du dich ins Bad begibst. Diese täglichen 5 Minuten sind besser als einmal in der Woche 30 oder 60 Minuten. Diese Regelmäßigkeit schenkt deinem Alltag ein heiliges Ritual, in dem sich Wertschätzung, friedliche Ruhe und Psychohygiene vereinen. Es wird dich von innen heraus verändern und dadurch auch deine Ausstrahlung. Du arbeitest nicht mehr länger an deiner Selbstliebe, sondern liebst die Zeit mit dir allein – liebst dich selbst. Lasse deine Liebesgeschichte mit dir selbst HEUTE beginnen – und dein Leben lang andauern! Es ist höchste Zeit! Lasse deinen Alltag mit deiner Spiritualität verwoben sein – und liebe dieses Leben so sehr wie dein Sein darin.

Als wir die ersten Menschen fragten, ob sie Lust hätten, sich für die Fotos unseres Kartensets zur Verfügung zu stellen, kamen sehr zögerliche Rückmeldungen – selbst bei Yogalehrern begegnete uns diese Reaktion, und wir fragten uns, warum das wohl so sei. Die Antworten klangen immer ähnlich: »Ich? Es gibt doch viel Bessere als mich – und ich bin derzeit auch gar nicht so gut in Form …« Nicht selten empfand man den eigenen Bauch oder die Hüften gerade als zu dick, oder man fürchtete, dass man die Asana, die man von Herzen mochte, einfach nicht so gut und perfekt könne wie andere.

ZACK! Da erhob der innere Kritiker sein Haupt und seinen Perfektionsanspruch, sodass wir zunächst sprachlos waren. Möglicherweise hast du auch schon Bekanntschaft mit diesem unliebsamen Besucher geschlossen, auch wenn du sicherlich ebenfalls immer wieder einmal gehört hast, dass Yoga ein Weg jenseits von Vergleichen ist. Und doch wirkt die allgegenwärtige Medienhochglanzwelt ihren ganz eigenen »Zauber« und impft nahezu jedem Menschen irgendeine Idee darüber ein, wie er zu sein und was er zu leisten habe. Aus unserer anfänglichen Sprachlosigkeit erwuchs darum nur eine noch größere Motivation, ein Kartenset zu entwickeln, in dem Menschen wie du und ich während des Übens zu sehen sind – ohne jeglichen Anspruch auf ein allgemeingültiges Schönheits- oder sportliches Leistungsideal. Es ging uns nur um den persönlichen Spirit eines jeden Menschen und darum, ein schönes Bild einzufangen, das als Impuls dienen und andere hilfreich auf dem Weg begleiten kann.

Dein wichtigster Ratgeber ist immer dein eigener Körper, wobei die bewusste Verbindung zu ihm von unschätzbarem Wert ist. Lasse dein Körpergefühl zu dir sprechen statt die supertollen Hochglanzfotos, die man zum Thema »Yoga« überall sieht. Wenn du deinen Körper so annimmst, wie er heute ist, und mit ihm in sanften Bewegungen spielst oder im ruhigen Atemfluss fließt, hast du einen wichtigen Schritt zur Wertschätzung deines ureigenen Seins hier auf Erden getan. Es gibt dich nur dieses eine Mal in genau dieser Form. Achte liebevoll deine Grenzen, und atme sanft in sie hinein – beim Yoga wie im Alltagsleben –, und vielleicht wirst du genauso natürlich, wie dein Atem kommt und geht, auch über manch eine vermeintliche Grenze sanft hinwegkommen und deinen Radius innen wie außen erweitern. Das haben wir uns auch für die Shootings gewünscht und mit den Models so erlebt – danke dafür! Es ist uns ein Anliegen, die Schönheit dieser einzelnen Momente und auch der abgelichteten Menschen zu zeigen und diesen authentischen

Funken zu dir zu senden, auf dass er dich an dein eigenes inneres Feuer erinnert und dieses sanft entfacht.

Das Schöne am Yoga ist schließlich, dass es kein Richtig oder Falsch gibt und eine Asana niemals gleich am ersten Tag in der »vollendeten Form« ausgeführt werden muss, sondern ganz ohne Druck oder Verkniffenheit in deiner heute möglichen Formvollendung. Du kannst dich spielerisch in die jeweilige Richtung dehnen, strecken und in deiner Zeit in die Position hineinwachsen. Dabei ist nur eines wichtig: Was fühlt sich zu diesem Zeitpunkt für dich richtig an? Lasse dich intuitiv von deinem Inneren leiten, und vertraue der Weisheit deines Körpers.

»Der Körper ist mein Tempel, die Asanas sind die Gebete.«
B.K.S. Iyengar

Yoga zu üben bedeutet, eine innere Ruhe zu erfahren, während du dich bewegst. Bewusstes Atmen und bewusstes Anspannen und Entspannen deines Körpers führen nicht selten zu einem Aufatmen – denn wer kann nicht gerade ein wenig Entschleunigung gebrauchen?! Achtsamkeit, Meditation und Yoga werden aus gutem Grund immer populärer: Sie helfen dir, in einer immer lauter, schriller und schneller werdenden Welt ganz bei dir zu sein – zumindest in diesen Momenten, die du nur dir schenkst. Häufig dehnt sich diese tiefe Verbindung zu deiner inneren Mitte jedoch auch auf den Alltag aus und hält dich (immer öfter) in den Stürmen des Lebens aufrecht. Du wirst schnell merken, dass dir Yoga und Meditation eine innere Stärke und geistige Beweglichkeit verleihen und dir auch äußere Kraft und Flexibilität sowie ein ganzheitliches Wohlbefinden schenken können.

Hatha Yoga, der körperorientierte Yogastil, ist wohl inzwischen der bekannteste. »Ha« (Sonne) und »tha« (Mond) schenken Körper und Geist nicht nur Energie, sondern auch Ausgeglichenheit, wenn die Asanas praktiziert werden. Für uns gehört zum Weg des Yoga jedoch auch, dass wir diese Ausgeglichenheit innerhalb des ganz alltäglichen Lebens jenseits der Matte praktizieren, gepaart mit Achtsamkeit und Mitgefühl allen Wesen gegenüber und einer gewissen »geistigen Selbsthygiene«. Es hilft niemandem auf der Welt, wenn du dich sonst wie verbiegen kannst und davon tolle Fotos in soziale Netzwerke stellst, aber im Inneren weiterhin angespannt bleibst und diese Anspannung dein Denken und Handeln lenkt. Auch wenn es in den Medien manchmal so erscheint, hat Yoga nichts mit Posieren zu tun, sondern mit einer spürbaren Balance in sich selbst.

Eine alte philosophische Schrift aus Indien namens »Samkhyakarika« ist die Grundlage der ersten Aufzeichnung des Yogasystems, das sich heute immer größerer Beliebtheit erfreut. Und hier steht zu Beginn geschrieben: »Aus dem Leid selbst entsteht die Suche nach den Mitteln, es zu beenden.« Suchen wir doch einfach gemeinsam und regelmäßig nach Mitteln, dein persönliches Leid – wie immer das auch aussehen mag und wie sehr es dein Glück zu trüben vermag – zu beenden. Dazu ist natürlich auch wichtig, dir zunächst einmal klar zu machen, woran du überhaupt leidest bzw. was dir Schmerzen verursacht – innerlich wie äußerlich.

Was ist dein Leid? Ein so vollgepacktes Leben, dass darin kaum Platz für dich bleibt? Zu viel Stress und zu wenig Entspannung? Starke Schmerzen? Zu viele Sorgen oder Ängste?

Habe Mitgefühl mit dir selbst – so, wie du es für deine Freunde hättest. Leid ist für jeden Menschen etwas anderes und unterschiedlich in seiner Ausprägung – doch nur jeder einzelne Mensch kann es für sich bewerten und entscheiden, wann es zu viel des Leides ist. Und hier gilt ebenso wie beim Üben auf der Matte: Vergleiche es nicht mit anderen! Es gibt immer schlimmere Leiden als unsere und immer auch weniger schlimme – wichtig ist eher: Willst du wirklich weiterhin an XY leiden, oder suchst du dir jetzt Schritt für Schritt einen Weg aus dem Problem hinaus? Wie meisterst du diese oder jene Herausforderung? Vielleicht beginnt dieser Weg dann für dich mit ein paar tiefen Atemzügen und einigen Minuten exklusiver Zeit mit dir selbst.

Asanas dienten ursprünglich dazu, den Körper bewusst wahrzunehmen und sich tief mit sich selbst zu verbinden – um dann mit ruhigem Geist einfach in Stille für sich zu sitzen. Die Yogaübungen waren also körperliche Vorbereitungen für eine innige Zeit der Meditation. Das kann auch für dich genau der richtige Weg sein, um deinen Geist zunächst durch Bewegungen zur Ruhe kommen zu lassen und dann still zu sitzen. Variiere deine Praxis, spiele mit den Möglichkeiten. An manchen Tagen ist dir vielleicht nicht nach Asanas zumute, und du nimmst deine würdevolle Haltung auf dem Kissen ein, lauschst deinem Atem und stehst genährt und entspannt nach einigen Minuten wieder auf. An anderen Tagen wird dir das schier unmöglich erscheinen, weil dir zu vieles im Kopf herumkreist – dann hilf dir mit einer Bewegungsmeditation vorab oder einigen Asanas, die dir vertraut sind, und setze dich erst dann nieder.

Wir wünschen dir eine gesegnete tägliche Praxis und ein zauberhaftes Leben!

Viel Freude bei all deinen Schritten!
Jennie Appel & Julia Knöchel

Ein kleiner, liebevoller Hinweis:
Wundere dich nicht, wenn du durch das Üben der Asanas, der Vertiefung deines Atems und der Stille deines Geistes plötzlich deine Seele wieder deutlicher hörst. Du wirst dem Ruf deiner Seele folgen wollen – und das ist gut so! Die Welt braucht dich in all deiner bunten, leuchtenden Kraft!

ZUR VERWENDUNG DER KARTEN

Wir möchten dich inspirieren und dir zugleich möglichst viel Spielraum zur freien Entfaltung lassen. Es geht darum, eine tägliche spirituelle Meditationspraxis spielerisch und bei Bedarf auch abwechslungsreich zu gestalten. Vielleicht ist es dir ein Anliegen, täglich still zu sitzen oder Asanas zu praktizieren, und wir ermutigen dich von Herzen, diese Regelmäßigkeit für dich zu kultivieren. Es schließt jedoch nicht aus, dass du diese Übungen ab und zu mit Impulsfragen und kurzen Visualisierungen, energetischen Übungen oder kleinen schamanischen Ritualen abrundest oder ergänzt – je nach Bedarf und Zeit.

Gerade weil es bei den meisten Menschen morgens eher schnell gehen muss, haben wir die Form des Kartensets gewählt, um dir kurze, praktikable Anregungen zu geben, die du mit in den Tag nehmen kannst, und Übungen, die fast alle auch in 5 Minuten gut umsetzbar sind. Das ist uns äußerst schwergefallen, denn es hätte noch so viel mehr zu schreiben gegeben. Wenn du bei einer Karte oder Übung Lust auf mehr bekommst, vertiefe deine Kenntnisse, indem du gezielt dazu ein Buch oder eine CD nutzt.

Auch wenn die Karten oftmals Asanas zeigen, heißt das nicht, dass du diese zwingend praktizieren musst. Wir nutzen vielmehr den Ausdruck und die energetische Wirkung der jeweiligen Asana und hoffen, dass sie für dich direkt beim Anschauen spürbar werden. Wenn es dich einlädt, diese Haltung ebenfalls einzunehmen, wunderbar. Du kannst jedoch auch einfach die meditativen Übungen oder Impulse nutzen, dich still niedersetzen und im Anschluss über die Tagesqualität kontemplieren. Fühle dich frei, und finde die Praxis, die dich täglich unterstützt.

Wenn du täglich Asanas praktizieren möchtest, empfehlen wir dir, ganz wie die alten Yogis hinterher (noch kurz) zu meditieren bzw. auch hier dein Savasana (Endentspannung im Yoga) anzuschließen. Diese Stille um dich herum und deine innere Ruhe werden dich den ganzen Tag über begleiten. Ob du die Karte vorher ziehen möchtest und die gezeigte Asana vielleicht als Peak Pose (eine komplexere Stellung, auf die du dich sanft hinbewegst) in deinen Flow einbaust oder sie erst am Ende ziehst und mit den Impulsfragen eine Weile sitzt oder die Übung durchführst, bleibt ganz dir und deinem Tagesgefühl überlassen. Selbstverständlich kannst du die Karte auch ziehen und dich von ihrem Bild und der damit verbundenen Botschaft durch den Tag begleiten lassen.

Besonders, wenn du am liebsten abends praktizieren möchtest, wäre es ratsam, die Impulsfragen zu erspüren und deine Antworten schriftlich festzuhalten. So schließt du deinen inneren Prozess vor dem Schlafengehen ab, und die Fragen rauben dir nicht den Schlaf – möglicherweise erhältst du danach Antworten im Traum und erwachst mit einer wichtigen Erkenntnis. Lasse dein Tagebuch am besten gleich auf dem Nachttisch liegen. Ein solches Buch zu führen empfiehlt sich sowohl für die frühen Vögel als auch für die Nachteulen, da es den inneren Prozess sichtbar macht, an wichtige Schritte erinnert und ein wahrer Begleiter durch deine Gezeiten und ein Zeuge deines Wachstums werden kann.

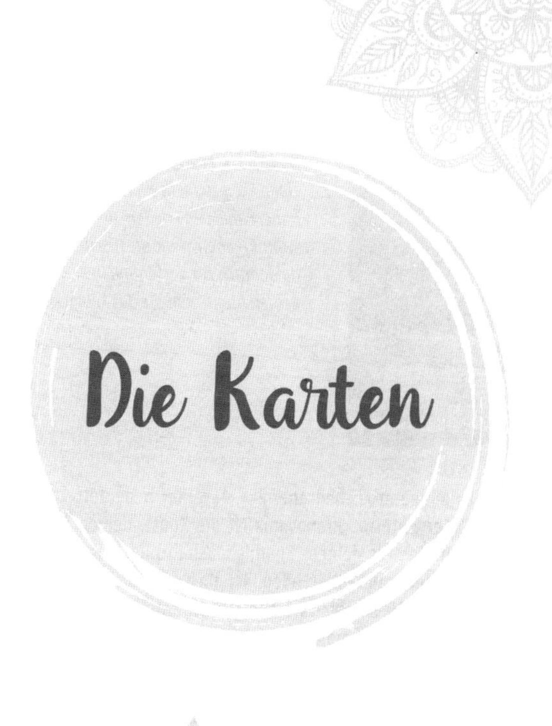

Die Karten

ATEMFLUSS

GENIEßE DAS LEBEN IN VOLLEN ZÜGEN.

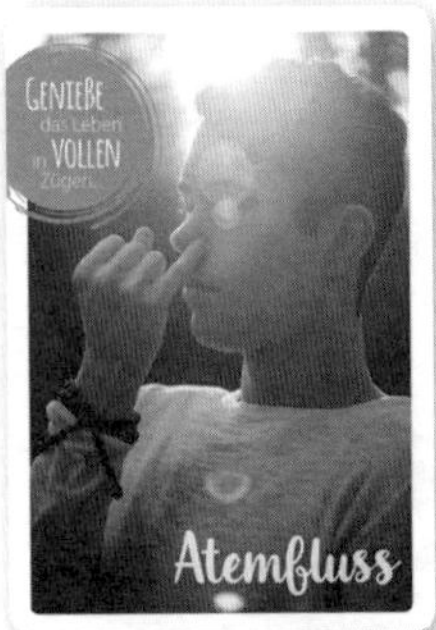

Lenke deine Energien, und weise dir selbst einen Weg zu mehr Klarheit und innerer Ruhe. Fühle den Frieden, der dich durchströmt – ebenso wie die frische Kraft, die du dadurch zur Verfügung hast. Genieße deinen Atem, genieße das Leben.

»Prana« bedeutet »Lebensenergie«, »ayama« bedeutet »kontrollieren«, »erweitern«. Pranayama ist die Kunst, deinen Atem so zu lenken, dass es deinem Energiehaushalt und Geisteszustand zugutekommt, innere Blockaden löst, dich erfrischt und deine Atmung befreit. Die Energien werden deine feinstoffliche Wirbelsäule (Sushumna) entlang transportiert, sodass sich deine Chakras zu einem Ganzen verbinden. Mit der Wechselatmung (»Nadi Shodhana« bedeutet »Reinigung der Nadis« und soll alle 72 000 Nadis öffnen, sodass deine Energie freier fließen kann) kannst du dein Nervensystem ausgleichen, deine Lungenkapazität erhöhen, deine Nebenhöhlen reinigen und dein Herz-Kreislauf-System in Schwung bringen.

Tipp: Halte ein Taschentuch bereit.

Nimm eine aufrechte Sitzhaltung ein. Schließe die Augen, oder lasse den Blick sanft auf einem Punkt vor dir ruhen. Beobachte deinen durch die Nase ein- und bis hinunter zum Wurzelchakra fließenden kühlenden Atem, und atme den gleichen Weg zurück bis hinauf zur Krone deines Kopfes. Zähle die Sekunden deines ausfließenden Atems, und atme genauso lange wieder ein. So wird dein Atemfluss synchronisiert. Lege nun den Ringfinger der rechten Hand an den linken Nasenflügel an, und halte den Daumen nah zu dem rechten Nasenflügel. Atme rechts tief ein (während das linke Nasenloch verschlossen ist), verschließe dann das rechte Nasenloch sanft mit dem Daumen, öffne das linke, und atme durch das linke Nasenloch aus. Atme dann durch das linke wieder ein, verschließe es danach sanft mit dem Ringfinger, löse den Daumen vom rechten Nasenloch, und atme dort aus. Wiederhole diesen Vorgang mindestens drei, besser fünf Runden lang, und ende mit einer Ausatmung über das rechte Nasenloch.

Spiele damit: Atme beim nächsten Mal über links zuerst ein, und ende mit einer Ausatmung links. Oder nutze links (rechts) nur zum Einatmen und rechts (links) nur zum Ausatmen, ähnlich einer Einbahnstraße. Was ist jeweils anders? Was hilft deiner Energie?

> Atme ich das Leben in vollen Zügen ein?
> Erwache ich voller Freude auf diesen neuen Tag?
> Fühlt sich mein Kopf frei an?

AUFBRUCH

ÜBERWINDE TRÄGHEIT UND SCHWÄCHE.

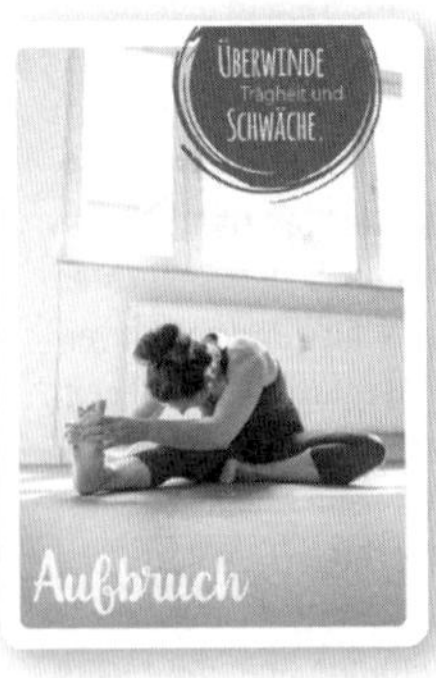

Lasse alles los, was dich belastet und dich schwer macht. Sei wie ein Heißluftballon, aus dem Sandsäcke abgeworfen werden, damit er höher hinaufsteigen kann. Wirf ab …

Die Kopf-Knie-Stellung (Janushirshasana) ist die einbeinige Vorwärtsbeuge. Die Beinhaltung ist in unseren Breiten auch als »L-Sitz« bekannt. »Shirsha« heißt »Kopf«, »Janu« heißt »Knie«. Normalerweise wird die beidseitige Vorwärtsbeuge »Paschimothanasana« genannt, die einbeinige Vorwärtsbeuge »Janushirshasana«.

Strecke ein Bein aus, halte den Fuß in den Händen, und bewege dann langsam und mit geradem Rücken den Kopf Richtung Knie. »Janushirshasana« bedeutet »den Kopf zum Knie hingeben«. Lasse am besten das Kinn zum Knie oder noch besser den Kopf zu den Füßen hin sinken. Es geht weniger darum, direkt mit dem Kopf das Knie oder das Schienbein zu berühren, als dich langsam und so, wie es dein Körper vermag, auf das Knie zuzubewegen. Solltest du zurzeit Ärger oder Wut auf etwas oder jemanden verspüren, mache dir dies im Zuge der Haltung bewusst – und lasse diese Emotion während der Dehnung des gestreckten Beines mit einem geräuschvollen Ausatmen los. Wiederhole dies gern, während du die Dehnung beibehältst, mit einigen Atemzügen, bis du innerlich zur Ruhe kommst. Wechsele dann die Seite, und wiederhole die Übung.

Diese Asana stärkt dein Verdauungsfeuer und hilft dir sowohl körperlich als auch geistig bei der Verdauung. Sie stimuliert das Sonnengeflecht (Surya-Chakra). Sie ist hilfreich bei Darmkoliken und Harnwegserkrankungen. Die Kundalini wird sanft erweckt. Eigenschaften wie Trägheit und Schwäche verschwinden, da du sehr energetisiert wirst. Die Beine werden gestärkt. Du bist somit gerüstet für deinen Weg, hast wenig Gepäck dabei und kannst federnden Schrittes gehen. Brich kraftvoll auf in dein erfülltes Leben!

> Was habe ich noch nicht verdaut?
> Welche Belastungen kann ich loslassen?
> Welche Trägheit möchte ich überwinden?

AUSGEGLICHENHEIT

HARMONIE AUF ALLEN EBENEN.

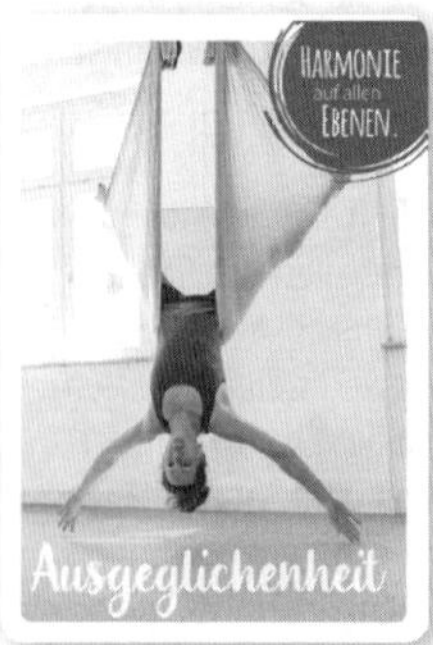

Fühle, wie sich all deine inneren Anteile immer mehr ausbalancieren. Lasse dich voll und ganz von harmonischer Schwingung erfassen. Spüre, wie sich jede Ebene in dir der Harmonie hingeben kann.

Ein altes Heilungssymbol, das für die Verbindung von weiblicher und männlicher Energie, rechter und linker Gehirnhälfte sowie Körperseite, vollendeter Symmetrie und Ausgeglichenheit steht, ist die liegende Acht. Nutze dieses Symbol heute für deine eigene Ganzwerdung und heilsame Zentriertheit. Schwinge dich heute einmal in diese Acht ein.

Stelle dich aufrecht hin, die Füße sind ungefähr hüftbreit auseinander. Visualisiere um deine Füße herum die Form einer liegenden Acht. Du stehst kraftvoll inmitten dieser Acht, da sie ihren Kreuzungspunkt genau zwischen deinen Füßen hat. Stehe fest verankert mit beiden Beinen im Zentrum deines Lebens. Spüre deinem kraftvollen Stand nach, und atme in deinem heutigen Rhythmus. Verbinde nun langsam deinen Atem mit der liegenden Acht. Lasse dich dadurch in eine minimale, fast unmerkliche Bewegung bringen, bei der dein Körper sanft der Acht folgt. Kreise zunächst in die eine Richtung, und verlagere dabei nur dein Gewicht, dein Stand bleibt weiterhin fest verankert. Kreise dann einige Mal in gleicher Weise in die andere Richtung. Halte kurz inne, und spüre nach. Beginne dann erneut mit der Richtung, die dir heute mehr entspricht. Lasse die Kreise auch deine Hüfte sanft erfassen. Spüre, wie die Schwingung der liegenden Acht auch deine Schulterhöhe erreicht. Vielleicht kannst du dein Herz als ihren Kreuzungspunkt wahrnehmen? Und lasse dich weiter auf diese Schwingung ein, bis sie deinen Kopf erreicht. Spüre die liegende Acht nun mit ihrem Kreuzungspunkt auf deinem Dritten Auge (dem Punkt zwischen den Augen). Erwecke und energetisiere es sanft. Lasse die Kreise noch langsamer werden, und halte dann inne. Atme tief und genussvoll ein und aus. Spüre nach.

> Was bedeutet Ausgeglichenheit für mich?
> Wo wünsche ich mir Harmonie?
> Welcher Teil in mir möchte heilen?

AUTHENTISCH SEIN

Bleibe deinen Idealen treu.

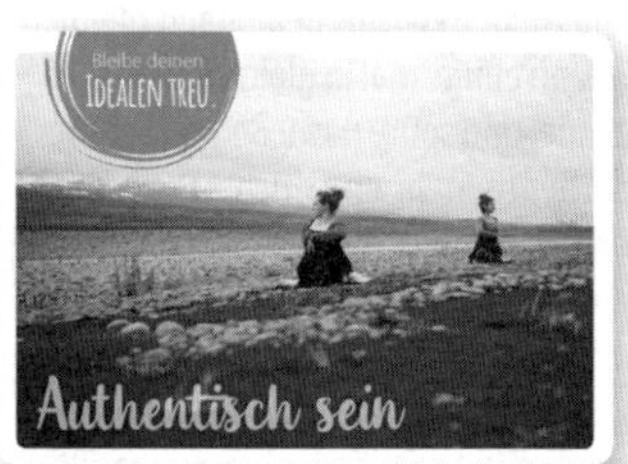

Erlange Flexibilität in jeder Hinsicht, ohne deine Wurzeln zu verlieren. Wende dich anderen zu, verbinde dich mit ihnen, ohne dich selbst dabei zu verlieren. Behalte deine innere Würde, auch wenn du dich äußeren Umständen anpassen musst. Bleibe deinen Idealen treu, was auch geschieht.

Der Alltag fordert uns oftmals heraus, gegen uns selbst, gegen unseren Biorhythmus zu arbeiten, den ganzen Tag eine eintönige Körperhaltung einzunehmen oder uns mental zu verbiegen. Vielleicht hast auch du das Gefühl, gezwungen zu sein, deine innere Haltung zum Job, zu anderen Menschen oder einem Geschäftsprozess zurückhalten zu müssen.

Der Drehsitz (Ardha Matsendrasana) stärkt das sympathische Nervensystem, wirkt allgemein nervösen Leiden entgegen, massiert und dehnt die Rückenmuskeln, bringt seitliche Flexibilität in die Wirbelsäule und gibt den Bauchorganen eine wahre Detox-Massage.

Hier kannst du sitzend Stress abbauen und deine Nerven stärken. Du wringst sozusagen deinen Körper aus, und alles findet zurück an seinen Platz. Du aktivierst das Sonnengeflecht und öffnest die Sushumna (feinstoffliche Wirbelsäule). Diese Asana stellt ebenso anspruchsvolle Anforderungen an deine Flexibilität wie das Leben selbst. Übe daher gern zunächst den halben Drehsitz.

Begib dich in den Fersensitz, und richte die Wirbelsäule auf. Verweile hier einige Atemzüge lang. Hebe nun das Gesäß, und setze dich links neben die Fersen. Stelle den rechten Fuß links neben das linke Knie. Atme tief durch, und halte inne. Achte darauf, dass die Wirbelsäule die gesamte Zeit aufgerichtet bleibt und beide Sitzhöcker auf dem Boden aufliegen. Nun lege die rechte Hand hinter dem Rücken auf dem Boden ab. Die linke Hand liegt auf dem rechten Oberschenkel auf, während sich linke Ellenbogenbeuge und rechtes Knie aneinanderschmiegen. Stelle dir vor, du hältst nun dein kostbares Selbst im Arm, während du dich achtsam der Welt zuwendest.

> Wann und wo verbiege ich mich?
> Darf ich authentisch sein – kann ich authentisch sein?
> Was in meinem Leben ist wie Gift für mich?

BLICKWECHSEL

VERLASSE DEINE KOMFORTZONE.

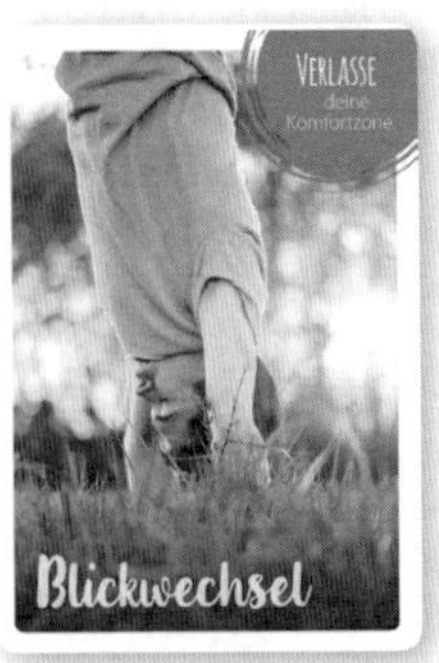

Sieh dich selbst als Ganzes – sieh dich selbst auf neue Weise. Spüre bewusst die Verbindung von Körper, Geist und Seele. Bewege dich dann bewusst aus deiner Komfortzone heraus, um zu wachsen, dich weiterzuentwickeln, zu lernen.

In unserer Wohlfühlzone zu verharren kann sich schön anfühlen, gut für uns sein, ein heimeliges Gefühl vermitteln und ist auch manchmal notwendig. Genauso notwendig ist es aber, diese Zone von Zeit zu Zeit zu verlassen, um neue Perspektiven einzunehmen und das eigene Leben neu in den Blick zu nehmen. Der Kopfstand (Shirsasana) kann im Yoga das Symbol dafür sein, die Welt einmal anders wahrzunehmen, das Unterste nach oben zu kehren und alles einmal ganz anders als gewohnt zu machen.

In der Kultur der Lakota gibt es den Heyoka, der ein verrückter Krieger ist und dem Rest des Stammes zeigt, dass man die Dinge auch auf andere Weise sehen kann. Und in der europäischen Kultur des Mittelalters gab es den Narren, der selbst dem König aufzeigen durfte, dass dessen Meinung nicht immer der absoluten Wahrheit entsprechen musste.

Sei auch du heute ein Heyoka, ein weiser Narr, der die Dinge auf den Kopf stellt und probiert, sie einmal anders anzugehen. Hinterfrage deine gewohnten Reaktionen – wenn du im Stau stehst, wenn du beim Bäcker warten musst, wenn ein Arbeitskollege dir seinen Aktenberg aufhalst –, und versuche, heute einmal nicht automatisch zu reagieren, sondern ganz bewusst anders zu agieren. Weite deinen Blick, lache über dich selbst, lache über deine Gewohnheiten, handele bewusst und aktiv, tue Dinge auf andere Weise als sonst. Traue dich einmal, so etwas »Verrücktes« zu machen wie einem Menschen gegenüber freundlich zu sein, den du nicht sonderlich magst. Traue dich zu verzeihen, traue dich, du selbst zu sein, traue dich, das zu sagen, was du denkst! Traue dich, es zuzulassen, dass du dich ganz neu in dein Leben verliebst!

> Warum reagiere ich bei vielen Dingen immer auf die gleiche Weise?
> Gibt es auch andere Wege, mit diesen Situationen umzugehen?
> Wovor habe ich Angst?

BRÜCKEN BAUEN

DU ERSCHAFFST VERBINDUNGEN.

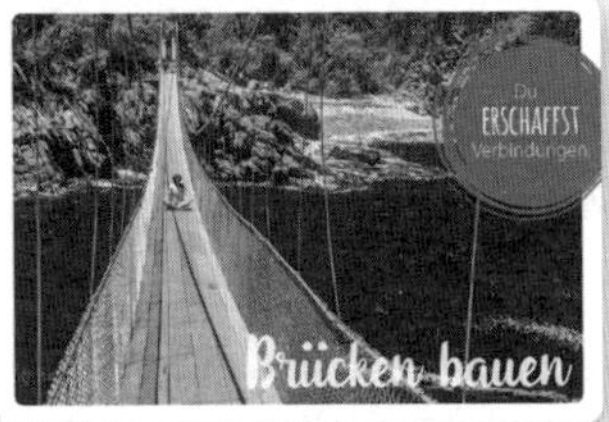

Spüre in der heutigen Meditation ganz bewusst unterschiedlichen Qualitäten der Verbindung nach. Öffne dein Herz in verschiedene Richtungen, und verströme Mitgefühl.

Widme dich heute einer grundlegenden und gleichsam einer der ältesten Formen der buddhistischen Meditation. Ziel der Metta-Meditationsübung ist das Erreichen einer wohlwollenden Haltung gegenüber der Welt und allen fühlenden Wesen, denen du dadurch mit Freundlichkeit begegnest. »Metta« bedeutet übersetzt in etwa »Freundschaft«, »Allgüte« oder »Freundlichkeit«. So, wie die stille Meditation deinen Geist beruhigen kann, kann die Metta-Meditation deine Emotionen besänftigen. Gefühle wie Zorn, Enttäuschung, Angst oder Ablehnung sind menschlich und dürfen kommen und gehen – genau so, wie die Gedanken in einer stillen Meditation wie Wolken am Himmel weiterziehen. Die folgende Übung ist von dieser Meditation inspiriert und kann von dir auch mit anderen Sätzen als den hier vorgeschlagenen modifiziert werden – sende die Wünsche aus, die aus deinem Herzen fließen. Gib jedem genannten Menschen in dieser Übung wenigstens eine Minute deiner Zeit.

> Welche Brücken kann ich heute bauen?
> Wo kann ich Frieden durch Verzeihen schaffen?
> Welche Verbindungen nähren mich?

Begib dich in eine entspannte Position, atme einige Male tief ein und aus. Konzentriere dich auf dich und deinen Atem. Atme Offenheit in dein Herz ein, und lasse beim Ausatmen alles Ablehnende in dir los. Atme Ablehnung aus. Begegne dir nun selbst voller Freundlichkeit und Wohlwollen. Erinnere dich an besonders schöne oder kraftvolle Momente. Sende dir selbst ein »Möge ich gesund und zufrieden sein«. Wende dich dann in Gedanken einer dir nahestehenden Person zu. Begegne diesem Menschen voller Freundlichkeit und Liebe. Sende auch hier einen Segen aus wie »Mögest du sorgenfrei und glücklich sein«. Nun begegne innerlich einem Menschen, zu dem du eine recht neutrale Haltung hast. Lasse auch hier Freundlichkeit und Wohlwollen aus deinem Herzen zu dieser Person strömen. Schicke auch diesem Menschen deinen Segen: »Mögest du frei und zufrieden sein.« Wende dich dann in Gedanken einem Menschen zu, den du nicht magst oder der dir Probleme bereitet. Nimm die Herausforderung an, auch dieser Person mit Freundlichkeit und Wohlwollen zu begegnen. Überwinde deinen inneren Konflikt, und räume die Möglichkeit ein, dass diese Person ebenso wie du Sehnsüchte oder Ängste hat. Sende auch ihr deine besten Wünsche: »Mögest du entspannt und gesund sein.« Lasse nun deine liebevollen und wohlwollenden Gefühle frei, und lasse sie über alle Personen hinwegströmen. Über dich selbst, die dir nahestehende, die neutrale und die eher negativ behaftete Person. Wenn dir danach ist, sende diese Gefühle allen lebenden Wesen.

DEMUT

GIB DICH DER NATUR HIN.

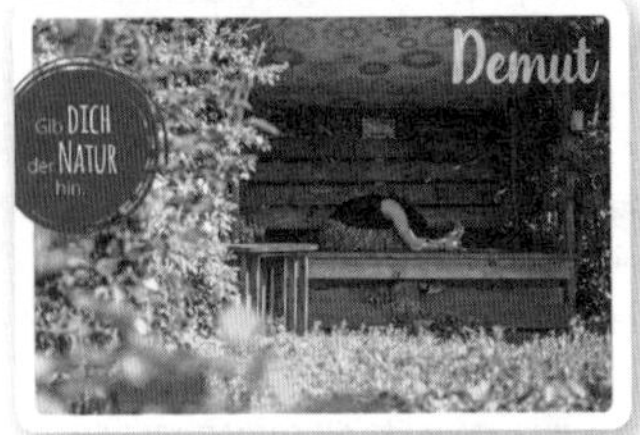

Alle Wunder der Natur kannst du auch in dir selbst finden. Du bist umgeben von Natur und Teil der Natur, du kommst aus ihr und kehrst irgendwann in sie zurück. Gib dich ihren weisen Kreisläufen hin.

In der andinen Tradition der Inkas ist vom Inka-Samen die Rede, der in jedem von uns angelegt ist. Teil dieses Weltbildes ist auch der Glaube, dass uns ein Leben ausreicht, um Erleuchtung zu erfahren. Verneige dich heute einmal vor dem Leben selbst, und erlebe eine naturspirituelle Meditation.

Nimm eine Haltung deiner Wahl ein, die für dich Demut vor der Natur und ihren Rhythmen und Prozessen repräsentiert. Entspanne dich sanft in diese Haltung hinein. Ob du liegst, stehst oder sitzt – spüre die Erde unter dir, spüre, dass du gehalten bist. Stelle dir vor, dass in deinem Inneren ein leuchtender Samen verborgen ist, der schon genau weiß, welche Pflanze einmal aus ihm erwachsen möchte. Sauge einatmend die Kraft der Natur förmlich in dich ein, lasse ausatmend diese Kraft innerlich auf deinen Samen hinabregnen. Versorge die gedeihende Pflanze in deinem Inneren mit Liebe zu dir selbst und all deinen Talenten. Sieh dabei zu, wie sie mit jedem Atemzug wächst und gedeiht. Wie sie sich nach dem langen Winter in der Erde aufrichtet, einen Keim entwickelt und dieser sich seinen Weg durch die Erde hinauf bahnt. Spüre die Frühlingssonne, die mit ihrer Wärme lockt. Du siehst nun die Pflanze oberhalb der Erde wachsen und erblühen – kannst du erkennen, welcher Art sie ist? Eine Blume, ein Heilkraut, ein Baum? Welche Farben trägst du und welche Signatur? Schaue dir alles genau an, nimm alle Feinheiten wahr. Wachse inmitten der Kraft des Himmels und der Erde zu deiner vollen Größe heran. Fühle den Segen der Elemente und deiner Liebe zu dir selbst. Betrachte dich und dein Wachstum mit Liebe und Mitgefühl. Beende diese Übung mit einem Lächeln, das du dir selbst schenkst.

> Welcher Samen schlummert in mir?
> Was brauche ich gerade für mein Wachstum?
> Was lässt mich demütig staunen?

EINHEIT

VEREINE HIMMEL UND ERDE IN DIR.

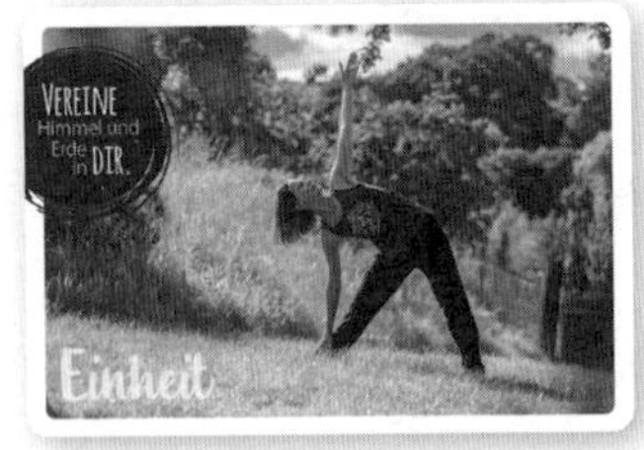

Spüre die Verbindung von Himmel und Erde in dir selbst. Stelle dir vor, wie du den Himmel auf die Erde bringst. Lasse deinen Geist hinauf zum Himmel fliegen und ihm von der bezaubernden Mutter Erde erzählen.

Nimm dir heute Zeit, für dich einzustehen und ganz bewusst der Verbindung von dir selbst, dem Himmel und der Erde und auch deinem Körper, deiner Seele und deinem Geist nachzuspüren. Das Dreieck im Stehen (Trikonasana) schenkt dir einen festen Stand und gleichzeitig Weite in deinem Atem und damit verbunden ein freies Gefühl in deinem Brustraum. Der Solarplexus wird gestärkt und damit deine Mitte harmonisiert. Atme dich in die Freiheit hinein, die aus dieser dreifachen Verbundenheit entsteht. Fühle dich als eine Einheit.

Stelle die Füße ca. einen Meter auseinander, die Zehen zeigen nach vorn, der Atem fließt ganz natürlich. Strecke beide Arme parallel zum Boden seitlich aus, führe den rechten Arm nach oben, dehne den Oberkörper über die Seite nach links. Die linke Hand liegt sanft am

Bein an. Atme einige Mal ein und aus. Spüre bewusst die dreifache Verbindung. Richte dich auf, und wechsele danach die Seiten.

Wenn du in deiner Mitte Himmel und Erde vereinen möchtest, kannst du noch ein Dreieck mit Drehung (Parivritta Trikonasana) anschließen. Nimm hierzu im Stand die große Grätsche ein. Strecke die Arme seitlich waagerecht aus, bewege den Oberkörper aus der Hüfte heraus nach vorn, und beuge dich zum Boden. Die Wirbelsäule drehst du hierbei, indem die rechte Hand zum linken Fuß geht. Der linke Arm zeigt gestreckt nach oben, der Kopf schaut zur linken Handfläche. Wechsele auch hier die Seiten. Spüre nach.

Tipp: Akute Erkrankungen der Wirbelsäule sowie im Kopfbereich und Bluthochdruck sind hier kontraindiziert.

> Was ist für mich der Himmel auf Erden?
> Welche Anteile der dreifaltigen Gottheit fühle ich in mir?
> Wie kann ich verbunden und doch gleichsam ganz bei mir sein?

EINSICHT

ALLES IN DIR FINDET SEINEN PLATZ.

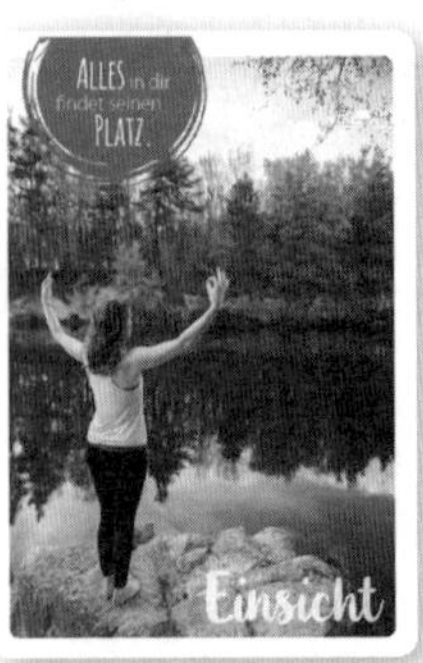

Stelle dir vor, dass sich mit jedem Atemzug der aufgewühlte innere See deiner Seele beruhigt. Alles in dir findet seinen Platz und nimmt diesen in Ruhe ein. Diese Beruhigung schenkt dir Klarheit und Einsicht.

Nimm dir heute einmal Zeit, den alten Schriften im Alltag Leben einzuhauchen. Raja Yoga, der Königsweg, setzt sich mit dem Geist und der Beherrschung des Geistes auseinander. Das Grundlagenwerk sind Patanjalis Yogasutras, deren 196 Verse in vier Abschnitte unterteilt sind. Du kannst heute zwei dieser Verse auf dich wirken lassen und ihre Aussagen, gern verknüpft mit einem inneren Bild, mit in deine stille Atemmeditationspraxis einfließen lassen.

Yogasutra Vers 1.2:
योगश्चित्तवृत्तिनिरोधः
yogaś-citta-vṛtti-nirodhaḥ
»Yoga ist das Zur-Ruhe-Bringen der Gedankenwellen im Geiste.«

Oder:
»Im Zustand der Einheit sind die Bewegungen des Geistfeldes zur Ruhe gekommen.«

Yogasutra Vers 1.3:
तदा द्रष्टुः स्वरूपेऽवस्थानम्
tadā draṣṭuḥ svarūpe-`vasthānam
»Dann ruht der Sehende in seinem wahren Selbst.«
Oder:
»Dann weilt das wahre Selbst in der Erkenntnis seiner eigenen Natur.«

Dein Geist, der alles interpretiert und benennt, darf heute einmal zur Ruhe kommen. Lasse ihn sein wie einen See, der durch Gedankenwellen aufgewühlt wurde, nun aber Atemzug für Atemzug beruhigt wird. Die Wellenbewegungen verklingen, die Wasseroberfläche wird glatt, das Wasser wird wieder klarer. Dein Geist wird wieder klarer. Nimm dieses Bild mit, und atme gleichförmig, während du nach und nach Ruhe in deinen inneren See einkehren lässt. Alles in dir, jeder Gedanke und jede Emotion, darf nun an seinem Platz im See einsinken und sich am Grund des Sees zur Ruhe begeben. Es ist nicht verschwunden, es darf da sein, einfach still am Grund des Sees liegen. Sind Ruhe und Klarheit in deinen Geist eingekehrt, entsteht die Fähigkeit, jenseits aller vorgefassten Meinungen und Vorstellungen das Wahre zu erkennen – so meint es das Yogasutra im Vers 1.3.

> Was schenkt mir Ruhe und Gelassenheit?
> Was ist meine wahre Natur?
> Wie fühlt sich innere Klarheit für mich an?

ENTSPANNUNG

EMPFANGE HEUTE GELASSENHEIT.

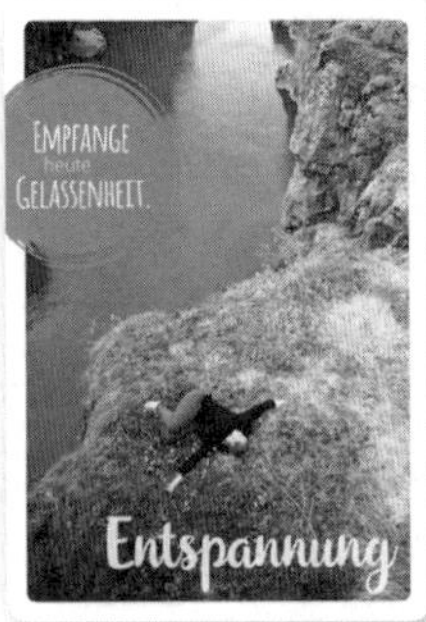

Stelle dir vor, du liegst in einem weichen Bett aus Moos oder Gras, die Sonne streichelt dein Gesicht, eine leichte Brise erfrischt dich, und du kannst einfach deine Seele baumeln lassen.

Genieße heute einmal die wohlige Gelassenheit einer Variante der Krokodilhaltung (Makarasana). Die Wirksamkeit dieser entspannenden Übung im Liegen bezieht sich vor allem auf die Rückenpartie. Die Rumpfmuskulatur wird gedehnt und gleichermaßen entlastet. Du verhilfst damit sowohl dem Hüftbereich als auch der unteren Wirbelsäule zu einer verstärkten Beweglichkeit – während du in völliger Entspannung daliegen kannst. Bei rheumatischen Schmerzen und jenen am Ischias kann die Krokodilhaltung Linderung verschaffen. (Bitte kläre dies gerade bezüglich des Ischias vorher mit deinem Arzt oder Physiotherapeuten ab.) Präventiv kann sie helfen, Verspannungen im Rücken zu verhindern, ebenso Menstruationsleiden, Prostatabeschwerden und sogar Leistenbrüche. Auch in Bezug auf die inneren Organe kann diese Übung gute Effekte erzielen, zum Beispiel, um die Verdauung anzuregen. Du wringst dich sozusagen in deiner Wurzel einmal aus, reinigst dich und lässt los.

Spirituell betrachtet dient Makarasana dazu, Lebensenergie frei fließen zu lassen. Dabei können Gefühle und Eigenschaften wie Gelassenheit, Sicherheit, Freiheit, Wohlbefinden, Zufriedenheit und Glück entstehen.

Tipp: Wie bei den meisten Asanas ist auch die Ausführung der Krokodilhaltung in diversen Variationen möglich. Finde die für dich wohltuendste Position, und probiere heute mehrere unterschiedliche Haltungen aus. Je mehr Stellungen durchgeführt werden, desto größer kann die positive Wirkung auf den Körper sein. Pure Entspannung in vielen Varianten. Bei einem akuten Bandscheibenvorfall, künstlichen Hüftgelenken oder erheblichen Ischiasproblemen raten wir von dieser Übung ab. Bitte visualisiere stattdessen, wo und wie du am besten deine Seele (schmerz-)frei baumeln lassen kannst.

> Kann ich mich entspannen?
> Ist mein Leben in Balance zwischen Aktion und Ruhe?
> Wann lasse ich mich fallen?

ERDENKIND

DU WIRST GETRAGEN.

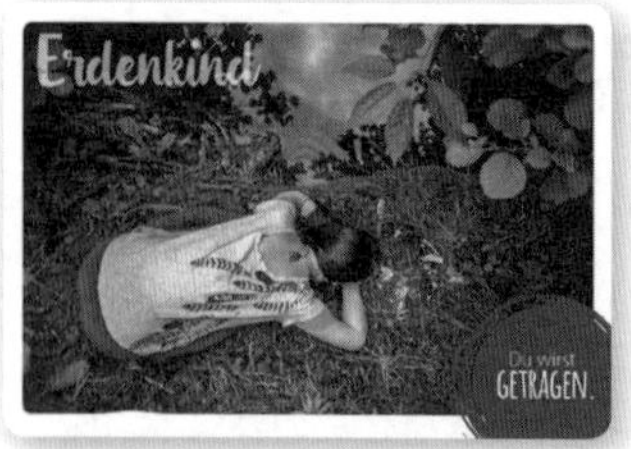

Du bist ein Kind der Erde, die dich trägt. Erfüllt von Wasser, versorgt von Luft – und das Feuer deiner Seele freudvoll mit der Welt teilend. Die Kraft der Elemente begleitet deinen Weg.

Wenn es dir möglich ist, praktiziere heute draußen auf einer Wiese. Lege dich auf den Bauch, und unterstütze mit den Händen den Kopf. Spüre, wie dein Bauch die Erde berührt. Atme eine Weile tief und entspannt, lasse deinen Atem kommen und gehen, so, wie er heute strömen mag.

Nutze nun eine alte schamanische Übung, um Gefühle, die dir nicht länger dienlich sind, an die Erde abzugeben. Auch alle Energieblockaden, die du in dir verspürst, während du entspannt dort liegst, kannst du jetzt in die Erde abfließen und durch sie transformieren lassen.

> Wo spüre ich Energieblockaden?
> Was ist mir nicht länger dienlich?
> Wodurch fühle ich mich getragen und unterstützt?

Spüre, wie sich zwischen deinem Bauch und der Erde eine Verbindung aufbaut. Visualisiere, wie sich dein Energiekörper an dieser Stelle öffnet. Lasse über diese Verbindung alles abfließen, was dich schwer oder blockiert fühlen lässt. Nimm wahr, wie es leichter wird und irgendwann alles abgeflossen ist. Bedanke dich dann bei der Erde. Setze dich auf, lege die Hände auf den Bauch. Spüre dich ganz. Dann beende sanft diese Übung.

Statt auf dem Bauch zu liegen, kannst du auch die Kindshaltung wählen und dabei die Beine etwas weiter öffnen, um mit dem Bauch der Erde näher zu sein. Die Haltung des Kindes (Balasana) ist besonders beruhigend und entspannend. Sie entlastet die Augen und Nerven, das Hirn, den Atem und den Geist, den Rücken und die Schultern. Zudem baut sie Stress ab, massiert sanft den Bauchraum, hilft gegen Müdigkeit, Schwindel und Kopfschmerzen.

Du kannst dich voll auf deine Atmung und deinen Geist konzentrieren, da du dich in deinem Inneren geborgen fühlst.

Tipp: Nutze die Wirkung purer Erde oder puren Grases (ohne eine Matte zwischen euch). Lege den Kopf ab, um Nacken und Halswirbel zu entlasten. Sei bitte mit der Stellung des Kindes vorsichtig, wenn du eine Knieverletzung oder starken Bluthochdruck hast. In der Schwangerschaft führe diese Übung intuitiv im Stehen und verbunden über die Fußsohlen aus.

FEUERATEM

LASSE DEIN LICHT LEUCHTEN.

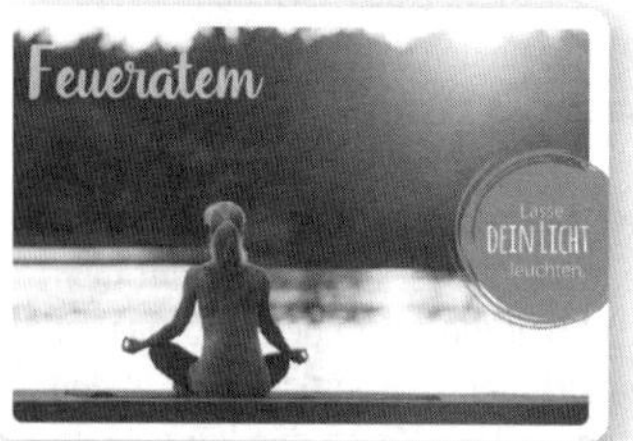

Lasse deinen Geist hell und klar werden. Wie von selbst verbrennen alle hinderlichen Gedanken in deinem Feueratem und geben dich frei.

Mit der Pranayama-Übung Kapalabhati kannst du deinen »Schädel zum Leuchten bringen« und dein inneres Feuer anregen. Dieser Reinigungsatem wirkt über eine verstärkte Ausatmung und soll innere Schlacken lösen sowie verstopfte Nebenhöhlen durch bessere Durchblutung wieder belüften. Nach einiger Zeit erleuchten die Gefühle großer Klarheit und Frische insbesondere deinen Kopf.

Tipp: Anfangs kann sich aufgrund des erhöhten Sauerstoffanteils im Blut ein leichtes Schwindelgefühl einstellen. Dein Geist kann sich nicht mehr festhalten oder verrennen, atme weiter, und spüre, wie sich dein Geist entspannt. Es geht ohnehin schnell wieder vorbei, wenn der Kohlendioxidanteil im Blut wieder ansteigt.

Komme in einen bequemen und aufrechten Sitz deiner Wahl. Halte dir zunächst kurz die Hand vor die Nase, und atme leicht schnaubend aus, so, als wolltest du einen Fussel aus dem Nasengang entfernen. Spüre deinen Atem an der Hand. Wenn du dich ganz auf das Ausschnauben konzentrierst, wird deine Einatmung ganz automatisch erfolgen – genau wie beim richtigen Schnauben. Dabei bewegt sich ausatmend die Bauchdecke etwas nach innen und schnellt einatmend wieder vor. Spüre, dass du dich um deine Einatmung nicht kümmern musst, sondern dich ganz der aktiven Ausatmung widmen kannst. Jetzt bist du bereit für die Kapalabhati-Übung. Atme dafür tief und entspannt ein, und beginne dann, ganz leicht und fein schnaubend auszuatmen und automatisch einzuatmen. Halte den Oberkörper und den Kopf dabei völlig unbewegt; einzig die Bauchdecke sollte aktiv sein. Mache auf diese Weise zuerst 10, erhöhe dann auf 20, später gern auf 60 Atemstöße – ganz so, wie es sich gerade gut anfühlt. Dazwischen halte inne, atme tief durch, und spüre der Wirkung in deinem Körper nach. Beende die Übung, wenn du beginnst zu ermüden, und spüre noch eine Weile ruhig nach.

> Wofür möchte ich meine Energie einsetzen?
> Was nährt das Feuer in mir?
> Was bringt mein Gesicht zum Leuchten?

FREIHEIT

ATME DICH IN DIE WELT HINEIN.

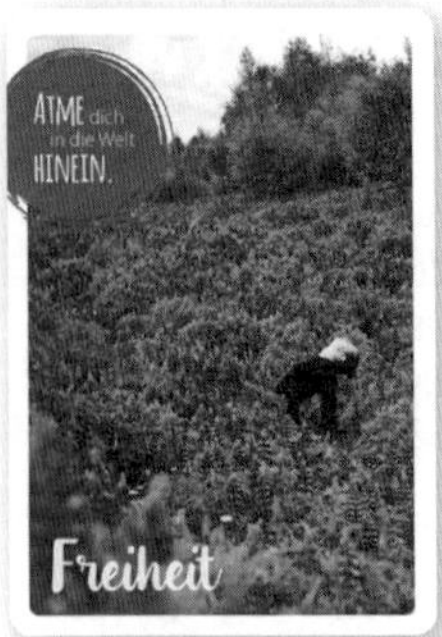

Spüre heute, wie sich dein Herz und all seine Kraft mit deiner Kehle verbinden. Schenke der Welt deinen Herzensausdruck, und bringe dich mit all deinen Talenten ein. Befreie dich selbst für mehr Freiheit in dieser Welt.

Das Yogastellung Kamel (Ustrasana) ist eine Rückwärtsbeuge, die das Herz öffnet und die Kehle aktiviert. Auch das leuchtende Blau dieser Karte bewirkt etwas in deinem kreativen Ausdruckszentrum. Du kannst ebenso eine andere Rückbeuge wählen. Ein tiefes Einatmen in dieser Haltung öffnet den Brustkorb und schafft Raum für die Weitung des Herzens. Frische Luft durchströmt dich und erfüllt dich mit neuer Kraft. In der Rückbeuge hältst du dem Himmel dein Herz entgegen, bist bereit, die Segnungen des Göttlichen entgegenzunehmen und dich dem Fluss des Lebens hinzugeben. Gleichzeitig bist du mit den Beinen ganz mit der Erde verbunden, kannst alles »zur Welt bringen«, womit du Segen bringen möchtest. (Sollte dir eine Rückbeuge nicht möglich sein, nimm für diese Visualisierungsübung einfach eine bequeme Meditationshaltung deiner Wahl ein.)

Spüre dein Herzzentrum in der Mitte deiner Brust. Visualisiere dein Herz in leuchtend grüner Energie, die sich mit jedem deiner Atemzüge weiter ausdehnt und in die Welt hinausstrahlt. Während das Grün im Rhythmus deines Atems immer leuchtender wird, spüre deine Kehle. Visualisiere hier ein leuchtendes Blau. Lasse auch diese blaue Energie sich mehr und mehr ausdehnen, ganz im Rhythmus deines natürlichen Atemflusses. Die beiden Energien verbinden sich, werden zu einem Cyanblau, einer Art leuchtendem Türkis, wie eine klare Meeresbucht an einem paradiesischen Strand. Welche Wellen möchtest du aussenden? Was möchte sich aus diesen beiden miteinander verbundenen Zentren heute in der Welt ausdrücken? Spüre nach. Lasse diese neue Farbe, die einzig aus dir heraus entstanden ist, sanft weiter in die Welt hinausstrahlen. Beende die Übung, indem du die Visualisierung sanft auflöst, so, wie sich Nebel in der Sonne auflöst. Dein Licht strahlt weiterhin.

> Fühle ich mich frei?
> Wo sollte ich mir mehr Freiheiten herausnehmen?
> Was schränkt mich ein?

FREUDE

DEN ALLTAG EIN WENIG HELLER MACHEN.

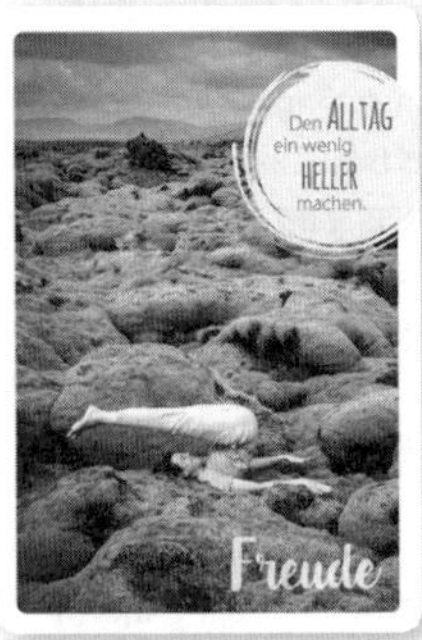

Setze dem Grau des Alltags dein Lachen entgegen. Bringe Wärme in die Kälte der Welt, und stecke alle Menschen, denen du begegnest, damit an.

Wenn du eine Umkehrhaltung einnimmst, kannst du eine größere Harmonie von Körper und Geist erreichen. Wir haben heute für dich den Pflug (Halasana) ausgewählt, da dieser sowohl für Yogaanfänger als auch für Fortgeschrittene geeignet und wirkungsvoll ist. Diese Yogaübung dehnt den gesamten Körper, vor allem die Wirbelsäule, die Schultern und Beine. Du kannst sie außerdem wunderbar für deine Meditation nutzen. Da Halasana in enger Beziehung zu Salamba Sarvangasana, dem Schulterstand, steht, magst du diesen vielleicht auch üben. Diese Umkehrhaltung ist nicht nur gut für Kopf und Rücken, sie aktiviert auch das Vishuddha-Chakra, deine Kehle. Dieses Zentrum in deinem Halsbereich steht für all deine Talente, die sich in der Welt auszudrücken vermögen. Für eine klare Kommunikation und das Ausleben deiner Kreativität. Zudem wird das Anahata-Chakra aktiviert, dein Herz, sodass du völlig frei deinen Herzensweg gehen kannst. Wenn du heute den Pflug einnimmst, verinnerliche, dass diese Haltung dir hilft, zu deiner Mitte zu gelangen. Du wirst die Kraft erhalten, langfristige Veränderungen einzuleiten, dein Feld zu bestellen und geduldig auf alle aufgehenden Samen zu warten. Genieße die neue Energie, die in dir aufsteigt, die Dehnung der Schultern und den sanften Stressabbau. Fühle, wie frei du atmen kannst.

Tipp: Führe die Bewegungen langsam und entspannt aus. Atme gleichmäßig ein und aus, und spüre, wie die Knie und Füße wie von allein nach unten sinken. Es ist wichtig, dass du die Füße auf den Boden abstützt, um Nacken und Halswirbel zu entlasten – vielleicht hilft dir hier ein Block oder Stuhl als Hilfsmittel, wenn die Füße zu Beginn nicht bis zum Boden kommen. Menschen mit Verletzungen im Nacken, mit schweren Schilddrüsenproblemen oder mit Problemen rund um die Wirbelsäule sollten ihren Yogalehrer, Arzt oder Physiotherapeuten fragen, ob sich der Yogapflug eignet. Während der Menstruation, der Schwangerschaft, bei Asthma, Bluthochdruck, Augenkrankheiten oder bei Verdauungsproblemen sei bitte besonders achtsam mit dir – im Zweifel wähle die Visualisierung dieser Asana.

> Was ist mein Herzensweg?
> Welche Talente habe ich?
> Was liebe ich an mir?

GELASSENHEIT

MEISTERE DIE ABLENKUNGEN DES ALLTAGS.

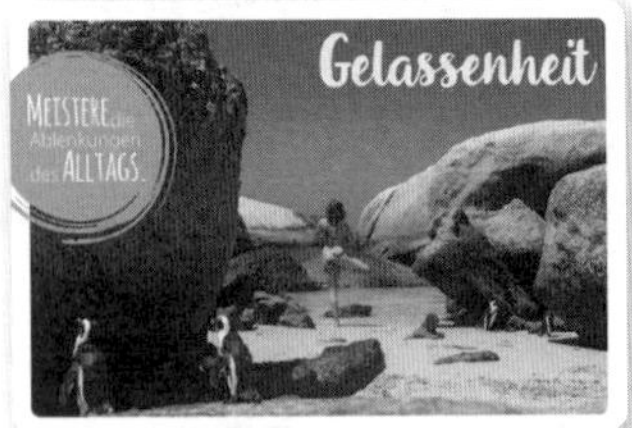

Während du meditierst, in einem Tagtraum versinkst oder gerade deine Yogamatte ausrollst, verlangen manchmal auch andere Dinge plötzlich deine Aufmerksamkeit. Stelle dir vor, dass du all diese Ablenkungen heute mit Leichtigkeit und Augenzwinkern meistern kannst. Was auch immer um dich herum geschieht.

Wenn du innere Eindrücke erzeugst und dich auf diese konzentrierst, wendest du die Aufmerksamkeit von äußeren Reizen ab. Du kannst dazu deine Vorstellungskraft nutzen oder deine feinstofflichen Sinne, die aktiv werden, sobald die physischen Sinne still sind. Visualisierung ist die einfachste Methode, um innere Eindrücke zu erzeugen. Im Yoga beginnt die Meditation meist mit Visualisieren. Wir »sehen« beispielsweise eine Gottheit, einen Guru oder eine schöne Landschaft. Oder wir stellen uns Götter und ihre Welten vor oder zelebrieren im Geist Rituale, etwa indem wir visualisieren, wie wir Gottheiten Blumen, Räucherwerk, Edelsteine oder andere kleine Gaben opfern. Der Künstler, der in eine innere Landschaft vertieft ist, und der Musiker, der komponiert, wenden diese Methode ebenfalls an. Es gibt Landschaften, die dafür bekannt sind, dass Dichter und Schriftsteller sich dorthin begeben, weil das Versenken in diese Landschaft zutiefst inspiriert. Das alles ist Pratyahara, weil es den Geist von äußeren Eindrücken befreit und als Grundlage der Meditation positive innere Eindrücke erzeugt. Dieses einleitende Visualisieren ist bei den meisten Formen der Meditation hilfreich, und es lässt sich auch in andere spirituelle Praktiken integrieren.

Hilf deinem Geist heute einmal mit dieser Form des Rückzuges, bei dem sich deine Sinne auf eine Sache fokussieren dürfen. Wähle dazu eine kleine Statue oder ein Bild des Buddhas oder einer Gottheit, die dich anspricht, oder entscheide dich dafür, diese Übung in einer schönen Landschaft zu machen und zum Beispiel einen Baum als Fokus zu nehmen. Vielleicht schließt du nach einiger Zeit die Augen und genießt die Leere deines Geistes.

> Was stresst mich?
> Was hilft mir, ganz bei mir zu bleiben?
> Gönne ich mir selbst von Herzen Zeit für mich?

GLEICHGEWICHT

FINDE DIE STILLE KRAFT IN DIR.

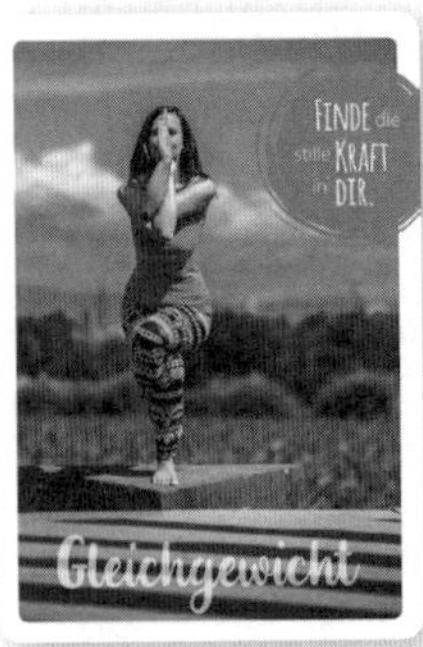

Lasse heute einmal den Lärm der Stadt hinter dir, finde die Stille in dir. Dein inneres Gleichgewicht wird dich sicher und klar ausgerichtet im Außen handeln lassen. Sei ganz bei dir.

Bei allen Anforderungen des modernen Lebens ist es nicht immer einfach, sein inneres Gleichgewicht zu bewahren und sich auch einmal selbst wichtig zu nehmen.

Das Reittier des Gottes Vishnu (der Erhalter), ein Mischwesen aus goldenem Menschen und Vogel, mit weißem Gesicht, weißem Schnabel und roten Flügeln, gibt dieser Asana ihren Namen: Garuda, der Adler. Bei indigenen Völkern spielt der Adler eine große Rolle, verkörpert unsere Vision und fliegt bis zur Sonne, ebenso wie Vishnu ein Gott der Sonne und des Lichtes ist. Seine Eigenschaften wie Kraft, Leichtigkeit, Ausdauer und Schnelligkeit machen den Adler zu einem

Symbol für Macht und Herrschaft. Im Altertum galten Adler gar als Könige der Vögel.
Der Adler (Garudasana) ist eine Asana für das Gleichgewicht. Sie entwickelt Flexibilität im Hüftgelenk, in den Beinen und im Schulterbereich, dehnt und entspannt dabei gleichzeitig Kreuzbein, Schultern und Nacken. Energetisch gleichsam harmonisierend wie stabilisierend hilft sie dir, Gleichgewicht und Gelassenheit zu entwickeln. Du zentrierst dich und kannst mit dieser klaren Ausrichtung auch gezielt etwas in der Welt bewirken.

Nimm heute einmal diese Asana ein – oder visualisiere dich als einen Adler, der der Sonne und seinem höchsten Ziel, seiner Vision, entgegenfliegt. Fühle dabei deine Kraft in den Schwingen und Beinen – fühle dich großartig, machtvoll und frei. Öffne dich der erhaltenden Energie Vishnus, und bitte um seinen Segen, wenn du magst. Gleiches kannst du von der Sonne selbst erbitten, wenn dir das mehr entspricht. Spüre den Segen, den du empfängst. Spüre die Stille, die deinen Flug begleitet. Spüre, dass du hoch oben, nahe der Sonne, doch niemals ganz allein bist. Visualisiere deinen kraftvollen Flug, der gleichsam völlig schwerelos ist. Genieße es, ein Herrscher der Lüfte zu sein. Bringe dieses Gefühl vom schwerelosen Himmel mit zur Erde. Lasse es dich durch deinen Tag begleiten und dich heute als König/-in deines Lebens fühlen.

> Bin ich innerlich im Gleichgewicht?
> Beherrsche ich mein Leben?
> Handle ich klar und gezielt?

HEILIGE VERBINDUNG

SEITE AN SEITE FÜR EIN KRAFTVOLLES MITEINANDER.

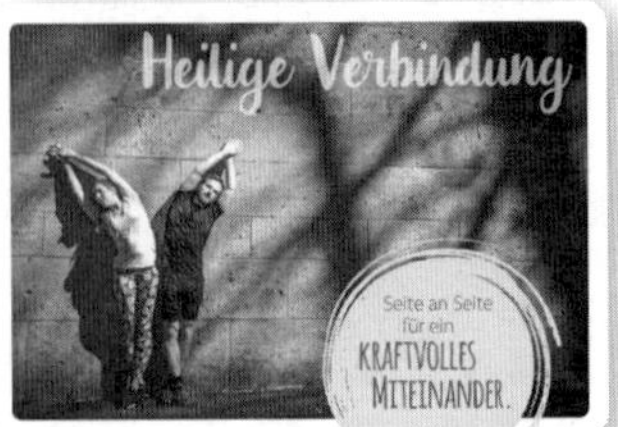

Auch wenn zwei Menschen ähnliche Wurzeln haben, wenn sie aus dem gleichen Holz geschnitzt sind, können sie ihre Äste doch in ganz unterschiedliche Richtungen ausstrecken. Trotz dieser Unterschiede bleiben sie beide Teile des einen Seins und wachsen in derselben Erde.

Reflektiere heute einmal darüber, wer in deinem Leben an deiner Seite steht. In diesem Leben sind wir niemals allein, auch wenn es uns manchmal so vorkommen mag. Es gibt Menschen, die seit der frühen Kindheit an unserer Seite sind und uns seit Langem begleiten. Manchmal verlaufen unsere Wege eine Zeit lang parallel, dann trennen sie sich scheinbar fast, und dann wieder spüren wir ein unsichtbares Band, eine tiefe Verbindung, die wir teilen und die uns nährt. Wir müssen dazu nicht gleich sein oder ein ähnliches Leben führen. Teilen wir gleiche Werte? Was schätzen wir am anderen? Erkenne heute einmal die Stärken eines Freundes oder deines Partners an. Erkenne den Weg an, den diese Person gegangen ist.

Nimm eine meditative Haltung ein. Folge eine Zeit lang deinem Atemfluss. Vergegenwärtige dir dann eine wichtige, dir nahestehende Person in deinem Leben. Sieh ihr Gesicht vor dir, und spüre ihre Qualitäten. Benenne nach und nach die Qualitäten, die du besonders an ihr schätzt. Mit jedem Atemzug vergegenwärtige dir etwas an diesem Menschen, was du in deinem Leben nicht missen möchtest. Wenn du die Person ganz lebendig erspürt und benannt hast, halte inne. Wende dich nun deinem Herzen zu. Spüre in deinen Herzraum hinein, und sende nun mit jedem Atemzug eine Herzensqualität von dir zu diesem Menschen. Lasse es sein wie einen Segen, der zu der Person zurückströmt, mit der du dich in deinem Leben so reich beschenkt fühlst. Fühle dein Herz überfließen und nichts zurückhalten. Übe dich darin, das Gemeinsame zu sehen – übe dich darin, zu geben, damit du empfangen kannst.

> Welcher Mensch ist mir äußerst ähnlich?
> Was schätze ich an meinen Freunden?
> Was ist eine heilige Verbindung für mich?

HELDENREISE

STEHE AUFRECHT FÜR DICH EIN.

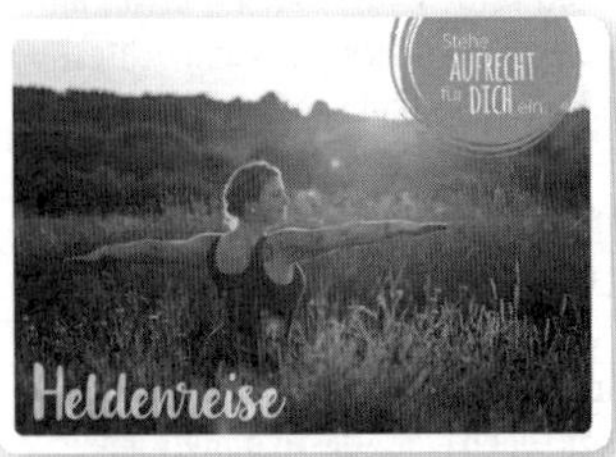

Stehe aufrecht für dich ein. Folge dem Ruf deiner Seele, und gehe nur auf den Wegen, die mit deinem Herzen in Einklang schwingen. Du bist wahrlich auf deiner Heldenreise.

Manchmal bringt dir das Leben Herausforderungen und Ablenkungen, die dich zeitweise von deinem Weg abbringen, manchmal gerätst du in schwierigere Lebensumstände. In diesen Zeiten bist du vielleicht recht angespannt, was auch mit Ängsten, Sorgen und kreisenden Gedanken einhergeht. Anspannung gehört zu unserem Leben dazu – wir könnten keinen Schritt gehen, wenn sich all unsere Muskeln permanent nur entspannen würden. Wichtig ist eine Balance zwischen diesen beiden Polen. Unser Alltag im Büro, das Autofahren oder das Schleppen von Einkaufstaschen trägt zudem nicht unbedingt zu perfekter Ergonomie und Harmonie bei – wodurch wir uns sowohl körperlich als auch seelisch verspannt fühlen.

Nutze deine heutige Praxis, um alle deine Verspannungen aufzuspüren. Nimm dazu die Asana Krieger II ein, die für eine Herausforderung deines Lebens stellvertretend ist, und halte diese pro Seite ca.

1 Minute lang. Atme währenddessen ruhig und gleichmäßig, und spüre den Verspannungen in deinem Körper nach. Atme mit klarer Intention Entspannung in diese Punkte hinein.

Welcher Weg steht gerade mit meinem Herzen in Einklang?
Muss ich entscheiden oder abwarten?
Was hilft mir, schwierige Zeiten durchzustehen?

Die stehende Asana Krieger II (Virabhadrasana II) ist die perfekte Asana, um deine Balance, deine Standfestigkeit und deine Entschlossenheit zu stärken. Du stehst im wahrsten Sinne des Wortes für ein Thema! Besonders in schwierigen Momenten schärft diese Haltung deine Konzentration. Ihren kraftvollen Eindruck hinterlässt sie sowohl nach außen hin als auch nach innen. Dein Selbstbewusstsein und deine Klarheit kommen zurück, und das wird dich dabei unterstützen, diese Zeit zu meistern. Die körperliche Kraft und das Durchhaltevermögen, die du in dieser Stellung kultivierst, stehen dir als Energie für dein Leben jenseits der Matte zur Verfügung.

Tipp: Beim Heben der Arme gehen bei vielen auch die Schultern mit hoch. Achte darauf, dass deine Schultern unten bleiben. Wenn du Nackenprobleme hast, blicke einfach nach vorn, statt über deine Hand hinauszuschauen. Vermeide diese Übung bei sehr hohem Blutdruck.

HERZÖFFNUNG

LEUCHTE HINAUS IN DIE WELT.

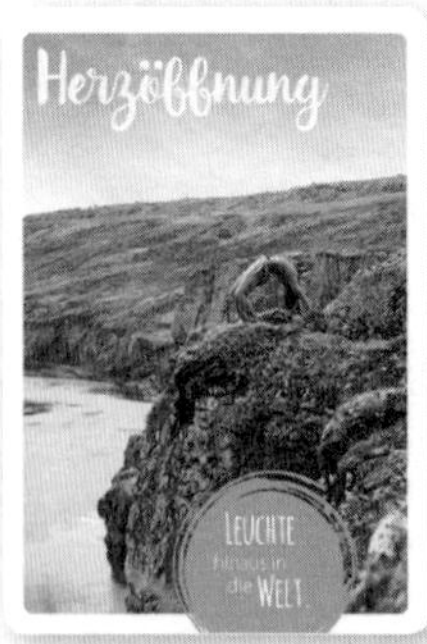

Du bist schön, genau so, wie du bist. Du bist stark, und die Welt wartet nur auf dich. Du bist bereits perfekt, jetzt und hier. Glaube an dich und deine Energie! Warte nicht mehr länger, lasse sie hinaus in die Welt strahlen!

Nimm heute einmal die Yogahaltung das Rad (Chakrasana) ein, oder visualisiere, wie du dies tust. Du kannst dazu die Karte zu Hilfe nehmen und dich selbst in ihre sanften, natürlichen Farben hineinweben. Ob physisch oder geistig unterstützt, spüre nun, wie sich dein gesamter Körper streckt, ausdehnt und stärkt. Spüre bewusst in deine Atemorgane hinein, wie tief du atmen kannst, wie weit dein Atemraum wird. Nimm genüsslich einige Atemzüge in dieser Position, die dich mit purer Lebenskraft versorgen, und atme Leuchtkraft aus. Vielleicht kannst du dich mehr und mehr als ein strahlendes Rad wahrnehmen. Spüre deine Ausstrahlung. Lasse deinen Solarplexus leuchten und seine Kraft in die Welt hinausreichen – vielleicht fällt sie als sanfter Regen wieder auf dich herab.

Fühle deine Willenskraft und die Fähigkeit, über dich hinauszuwachsen. Genieße deine Stärke und dein Strahlen heute einmal in vollen Zügen. Lasse dich von dieser (inneren) Haltung verjüngen. Lasse die Welt heute einmal auf dem Kopf stehen, siehe dich in einem völlig neuen Glanz. Fühle dann deiner Streckung nach.

> Wohin möchte ich mich ausdehnen?
> Was lässt mich strahlen?
> Wann fühle ich mich stark?

Tipp: Kräftige Arme und Beine sind wichtig für die Ausführung und schonen hierbei den Rücken. Es kann sein, dass dir die Kopfüberstellung bei Chakrasana anfangs Schwindel und Kreislaufprobleme bereitet. Forciere hier nichts. Zum Warmwerden und um deinen Rücken an die Streckung zu gewöhnen, kannst du auch mit dem halben Yogarad (Ardha Chakrasana) beginnen. Du kannst auch eine Meditationshaltung deiner Wahl einnehmen und dich in dieser Übung visualisieren – nutze die Energie des Rades, dehne dich und deine Kraft in alle Richtungen aus, auch geistig ist dies von großer Wirkung. Bitte verzichte bei Problemen im unteren Rücken, Herzerkrankungen und Bluthochdruck auf die körperliche Ausführung.

HINGABE

SCHENKE DICH DER WELT.

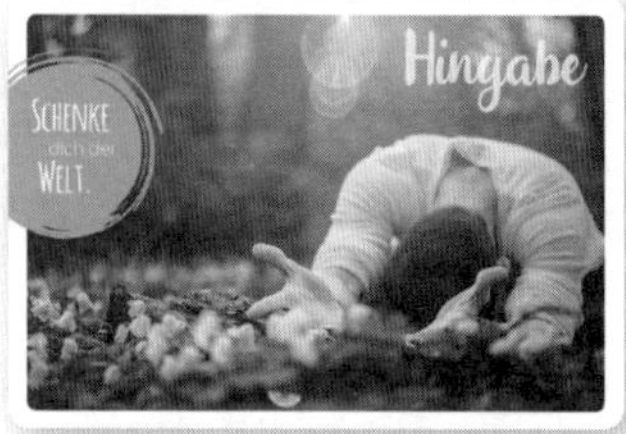

Du hast dein Leben geschenkt bekommen und kannst es selbst ein Geschenk für die Erde und alle, denen du begegnest, sein lassen. Schenke dich der Erde, gib dich hin, halte keines deiner Talente zurück, lasse deine Gaben in Fülle überfließen …

Das tibetische Wort für »Niederwerfung« bedeutet »reinigen« und »empfangen«. Vielleicht möchtest du deine heutige Praxis von dieser Tradition inspirieren lassen.

Stelle dich dazu aufrecht hin, und führe die aneinandergelegten Hände an die Stirn. Stelle dir dabei vor, wie dein Geist und dein Körper gereinigt werden. Führe deine Hände zur Kehle, um deine Sprache zu reinigen. Und führe sie dann zu deinem Herzen, um dein Handeln zu reinigen und ganz aus dem Herzen zu leben. Lasse dich auf die Knie sinken, und beuge dich so weit nach vorn, dass die Stirn und die Hände den Boden berühren. Lasse die Hände in einer empfangenden Geste nach oben gerichtet sein. Empfange in dieser offenen und verletzlichen Haltung den Segen der Erde. Richte dich langsam wieder auf, und verneige dich erneut. Lasse mit jeder Niederwerfung oder Verbeugung alle derzeitigen Hindernisse hinter dir, und wirf dich hinein in den Segen, den du heute empfängst.

Verneige dich vor deiner Buddhastatue, Saraswati oder deinem Ganesha, deiner Jesusfigur oder deinem Krafttier – und erkenne dabei an, dass all die Qualitäten, die in der Statue oder dem Wesen repräsentiert sind, auch in dir stecken. Erwecke mit jeder Verneigung, jeder Niederwerfung diese Gaben in dir, und mache sie dir bewusst. Hauche ihnen Leben ein. Erkenne sie demütig an.

Du kannst dich heute auch einmal vor den Qualitäten der Erde selbst verneigen, vielleicht vor ihrer Festigkeit und dem Halt, den sie gibt – und dabei anerkennen, dass du all das auch in dir trägst.

Verneige dich vor deinem Körper, deinem Wesen, deiner Seele, und danke dir selbst dafür, dass du immer im Wachstum bist und deiner inneren Natur folgst.

> Was ist mein Geschenk an die Welt?
> Vor welchen Qualitäten verneige ich mich?
> Welchen Segen möchte ich empfangen?

INITIATION

WIDME DICH HEUTE GANZ UND GAR DEINEM HERZENSWEG.

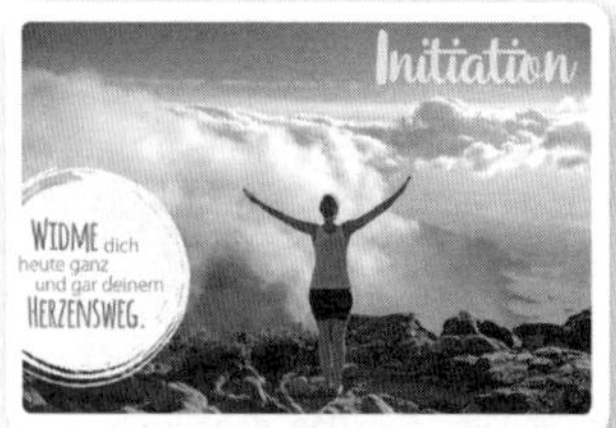

Es warten Botschaften in der Natur auf dich. Wandle auf deinem Herzensweg. Sei offen für eine Initiation, offen für neue Impulse, offen für die Zeichen der Natur. Begrüße ihre Weisheit.

Begib dich auf eine Medizinwanderung (Medicine Walk). Es ist keine Wanderung im herkömmlichen Sinne, da es kein klares Ziel im Außen gibt, sondern eher ein bewusster Aufenthalt in der Natur, bei dem eine zuvor klar festgelegte Frage von innen heraus deinen Weg leitet. Lasse dich treiben, spüre, wohin es dich zieht, lausche dem Land und seinen Bewohnern, und verweile an bestimmten Orten, bevor du weitergehst.

Eine Medizinwanderung ist ein intensiver Erkenntnisprozess, in dem du deiner Seelenlandschaft ganz nah kommen und Pforten zur Anderswelt öffnen kannst – dem Teil unserer Welt, der im Alltag meist unseren Sinnen entzogen ist. Das Wort »Medizin« findet hier deshalb seinen Platz, weil alles, was wir dort draußen finden, für uns in irgendeiner Form heilsam sein wird. Lerne, die Zeichen im Außen zu lesen und zu deuten. Bei allen Hinweisen aus den Welten der

Steine, der Pflanzen und der Tiere bleibst du stets gut geerdet und legst einen Grundstein für tatkräftiges Handeln, um das Erfahrene im Alltag umzusetzen.

Traditionell wurde die Medizinwanderung zu verschieden Zwecken angewandt, die heute teilweise aktueller denn je erscheinen. Du kannst dich auf eine Medizinwanderung begeben, wenn du eine Antwort auf eine wichtige Frage suchst oder Klarheit bei einer Entscheidungsfindung benötigst. Wenn du einen Lebensabschnitt gut beginnen oder beschließen möchtest, wenn du eine Krise zu bewältigen hast oder ganz allgemein Sinn suchst, kann diese Übung dir frische Impulse geben und neue Wege aufzeigen. Ebenso hilfreich ist die Wanderung bei fehlender Erdung im Leben oder wenn du einfach eine Oase im lauten Alltag suchst.

> Was kann mir helfen, wieder Zugang zu mir selbst zu finden?
> Was brauche ich, um mit einer Phase meines Lebens abzuschließen?
> Welchen neuen Weg weisen mir die Zeichen der Natur?

Bleibe während der Wanderung tief verbunden mit deiner Frage, die dich derzeit bewegt und auf die du dir eine Antwort von Mutter Erde und all ihren Wesen wünschst. Mache dir dies bei sämtlichen Zeichen und Begebenheiten, die du im Laufe des Tages wahrnimmst, stets wieder bewusst. Unternimm diese erste Wanderung am besten in der Gegend, in der du lebst, oder in einer, wo du dich gut auskennst. So kannst du entspannt auch einmal abseits der Wege durch das Unterholz gehen, ohne von der Sorge, dich zu verlaufen, abgelenkt zu werden

INNERES KIND

GENIEẞE HEUTE SPIELERISCH DEINEN TAG.

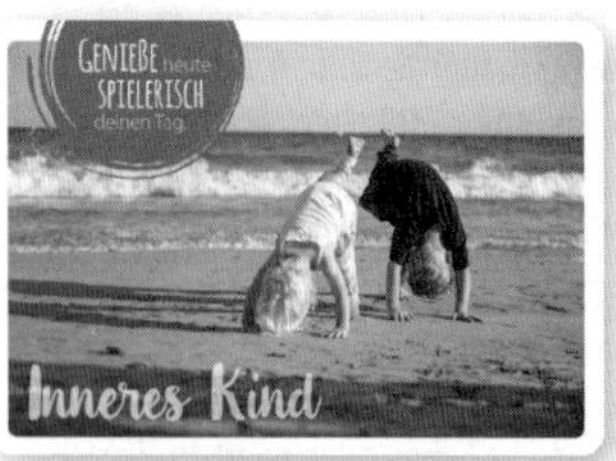

Das Kind in dir ist ein waches, lebendiges und strahlendes Wesen. Erwecke es sanft, und lasse es dich heute durch deinen Tag leiten. Spüre die Freude und das Staunen in allem, was ist. Für alles, was ist.

Kleine Kinder bemühen sich nicht, wollen niemandem etwas beweisen und sind in vollen Zügen das pralle Leben selbst. Sie können stundenlang gedankenversunken spielen, Sand nicht nur scheinbar endlos durch die Hände rieseln lassen, sondern auch gleich davon kosten oder gefühlte Ewigkeiten einer Raupe beim Kriechen zusehen. Auch wenn sie so versunken wirken, sind sie völlig im Hier und Jetzt und handeln nur aus dem gegenwärtigen Moment heraus. Sie kennen das Konzept von Zeit nicht und leben einfach in den Tag hinein. Ihnen ist nichts peinlich, und Erwartungshaltungen anderer nehmen sie nicht einmal wahr. Sie erleben vieles zum allerersten Mal – und sind damit perfekte Lehrmeister für einen staunenden Anfängergeist.

Vielleicht möchtest du dir heute Morgen einmal selbst den Rücken stärken und den herabschauenden Hund einnehmen, die Beine abwechselnd beugen und strecken, als würdest du auf der Stelle treten. Hebe dann das rechte Bein, und spüre, was das mit dir macht. Stelle es wieder ab, und hebe das linke Bein. Wie unterscheidet sich der eine dreibeinige Hund vom anderen? Nimmst du deine Körperseiten genau gleich wahr, oder gibt es Unterschiede? Rekele und strecke dich ganz frei in dieser Haltung. Komme noch einmal in eine sitzende Haltung, und nimm dir Zeit nachzuspüren.

Mit dieser Offenheit und dieser bewussten Achtsamkeit gehe spielerisch und mit Forschergeist durch diesen Tag. Betrachte alles, als geschähe es zum ersten Mal. Entdecke etwas Neues in deinen Alltagshandlungen. Achte darauf, wann du alles vergisst, Raum und Zeit verschwimmen und du pure Freude bist. Lasse diesen ganzen Tag Meditation und Spiel zugleich sein. Genieße deine Erfahrungen dabei.

> Wie war ich als Kind?
> Womit konnte ich stundenlang selbstvergessen spielen?
> Wie kann ich dies heute in meinem Alltag erleben?

KULA

UMGIB DICH MIT GLEICHGESINNTEN.

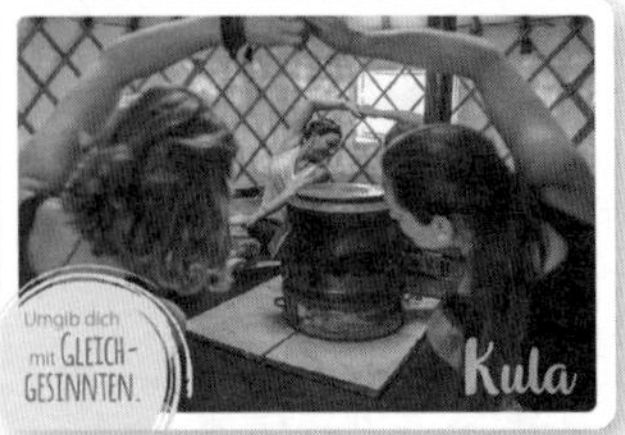

Ein Zuhause ist ein Ort, an dem du sein kannst, wer du bist. Du kannst dich sicher und geborgen fühlen. Du bist angekommen.

Widme dich heute deiner Familie – sei diese geistiger Art oder mit dir blutsverwandt. »Kula« bedeutet »Familie«, »Geschlecht«, »Dynastie« und meint im yogischen Kontext auch eine Gemeinschaft Gleichgesinnter. In indigenen Ritualen kommt stets der ganze Stamm zusammen, wenn es ein Anliegen gibt, um ein Mehr an Kraft zu erzeugen. Auch im christlichen Kontext gibt es einen Hinweis darauf, wie stark die Verbindung innerhalb einer Gemeinschaft trägt und spirituelle Wellen schlägt, auf denen es sich leichter und inniger surfen lässt. In Matthäus 18,20 spricht Jesus: »Denn wo zwei oder drei in meinem Namen versammelt sind, da bin ich mitten unter ihnen.« Widmen wir uns mit mehreren Menschen einem gemeinsamen Thema – ob dies (ein) Gott oder eine Transformationsthematik ist –, entsteht eine unbeschreibliche Gruppenenergie, die den Einzelnen trägt und in der Summe eine Welle erzeugt.

Wenn wir uns gegenseitig in herausfordernden Zeiten unterstützen und in fröhlichen Zeiten miteinander unser Sein feiern, so potenziert sich das Glück des Einzelnen, und es entsteht eine Kraft, die für alle nutzbar wird.

Nutze die heutige Praxis zur Reflexion. Lasse einmal dieses Bild auf dich wirken: In einer Jurte (vom alttürkischen Wort »Yurt«: »Heim«, Zuhause«) sind Menschen zusammengekommen, um im Kreis zu praktizieren. Sie halten einander, sie lachen miteinander, sie helfen einander und jedem Einzelnen beim Handeln auf und jenseits der Matte. Vielleicht hast du dir schon lange eine solche Gemeinschaft gewünscht, aber sie ist derzeit noch nicht vorhanden, dann nutze diese Momente, um einen gedanklichen Grundstein zu legen. Mache dir klar, was du dir wünschst, und überlege konkret, was du tun kannst, um diese Kula zu initiieren. Beginne heute.

> Wo oder in wessen Gegenwart fühle ich mich zu Hause?
> Bin ich angekommen?
> Wer sind meine Gleichgesinnten, wer ist meine Kula?

LEBENDIGKEIT

BRINGE DEIN HERZ ZUM TANZEN.

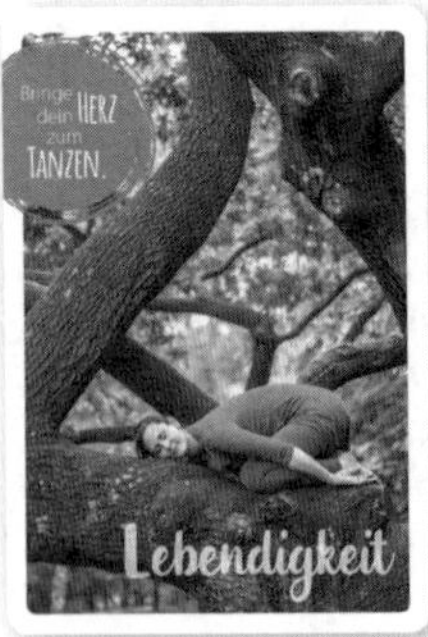

Fast unhörbar pulsiert es tief in dir. Du spürst den Herzschlag der Mutter Erde nah und vertraut an deinem eigenen. Die kraftvolle Lebendigkeit der Erde vereint sich mit deiner Lebensfreude. Spüre die Fülle in all ihren Formen!

Wann bist du zuletzt in einen Baum geklettert, der dir seine mächtigen Äste einladend entgegengestreckt hat? Wann hast du zuletzt mit deinem Rücken an einem Stamm gelehnt und Verbundenheit geatmet?

Nimm dir heute einmal Zeit, draußen in der Natur, sei es im Wald oder einem Stadtpark, für einige Minuten eine Verbindung mit einem Baum einzugehen. Nähere dich ihm achtsam, und spüre nach, was gerade stimmig ist. Vielleicht kletterst du auf einen regelrechten Meditationssitz hinauf, vielleicht findet sich dieser auch direkt am Stamm im weichen Gras. Atme mit dem großen, grünen Riesen im Rücken. Werde dir bewusst, dass die Luft, die durch deine Lungen strömt, bereits durch die grüne Lunge des Baumes geflossen ist. Unermüdlich atmet er verbrauchte Luft ein und gibt diese gereinigt wieder ab, sodass dir niemals der Sauerstoff ausgehen wird. Spüre die Verbundenheit, die in der einfachen Tatsache begründet liegt, dass ihr gemeinsam atmet und euch wunderbar ergänzt. Möglicherweise spürst du nach und nach den Rhythmus des Baumes oder der Mutter Erde – in deinem Herzen, in deinen Zellen, als Vibration oder Trommeln. Lasse dich dadurch beschwingen und dein Inneres zum Tanzen anregen. Wenn sich dein Körper in diesem Takt mitbewegen möchte, lasse deine Bewegungen zu, lasse deine Lebendigkeit zu. Spüre die Dankbarkeit in deinem Herzen, dass die grünen Wesen uns mit Sauerstoff versorgen und unser lebendiges Sein dadurch ermöglichen. Verleihe deiner Dankbarkeit Ausdruck, und verabschiede dich dann auf deine Weise von dem Baum.

> Fühle ich mich mit der Erde verbunden?
> Was kann ich heute für diesen wunderbaren blauen Planeten tun?
> Wie kann ich mein Herz zum Tanzen bringen?

LEBENSENERGIE

ATME DICH FREI.

Dein Atem ist immer bei dir, vom ersten Moment des Lebens an. Du kannst dich mit ihm verbinden, ihn dich stärken lassen und durch ihn pure Lebenskraft tanken.

Du atmest ein und verbindest dich mit der Luft und so auch mit deiner Umgebung. Du atmest aus, und deine Umgebung erfährt etwas von dir. Durch deinen Atem verbindest du dein Inneres mit dem Außen. Wenn du bewusst atmest und nach innen lauschst, verbindest du deinen Körper mit deinem Geist. Du wirst Zeuge dessen, was in deinem Geist alles vor sich geht, wenn er die Möglichkeit hat, in der Stille einmal ganz auf sich aufmerksam zu machen.

Nimm eine aufrechte und für dich würdevolle Haltung ein. Kein Körper ist kerzengerade, und so darf auch hier deine Wirbelsäule ihrer sanften, natürlichen Krümmung Raum geben. Du atmest ununterbrochen, und so kannst du jederzeit damit beginnen, deinem Atemfluss zu folgen. Ab diesem Moment atmest du nicht mehr nur nebenbei, sondern beobachtest bewusst deinen Atem. Verändere nichts. Dein Atem wird sich Raum schaffen, nach und nach, wenn du dich mehr und mehr in ihn hinein entspannst. Wenn du nach einigen Atemzügen das Gefühl hast, der Atemfluss ist gleichförmig tief und ruhig, verbinde eine Übung mit deinem Atem. Atme »RAUM für mich« ein, und gib mit deinem Ausatmen »Freiheit« in die Welt hinaus. Lasse beides wie eine Botschaft sein. Sauge den Raum in dich auf, lasse ihn deinen Brustkorb weiten und dich erfüllen. Gib dir selbst und allen fühlenden Wesen gezielt Freiheit mit auf den Weg. Nach einigen Atemzügen mit diesen Botschaften folge wieder deinem natürlichen Atemfluss. Spüre nach: Hat sich etwas in dir verändert? Oder an deiner Körperhaltung? Was kannst du wahrnehmen? Beende dann sanft deine Meditation.

Mit deinem bewussten Atem wird aus all deinen körperlichen Übungen Yoga. Lasse deinen Atem die Bewegung führen, und fließe im Atemstrom mit. Viel Freude und ein tiefes Freiheitsgefühl, wenn du heute Asanas übst – und auch bei allen Tätigkeiten darüber hinaus!

> Fühle ich mich frei?
> Wo sind Grenzen, die ich sprengen möchte?
> Welche Momente rauben mir den Atem?

LEBENSFREUDE

FEIERE DEIN SEIN.

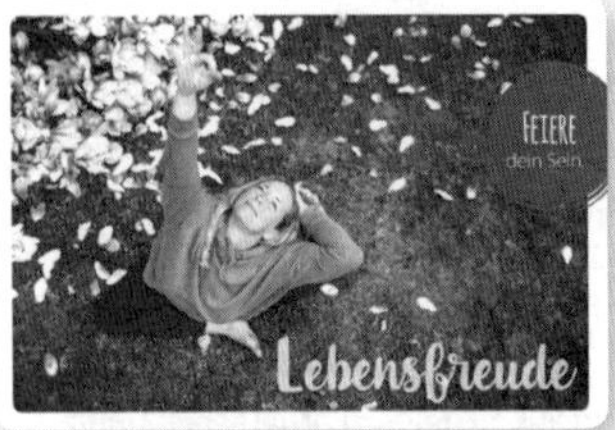

Keiner deiner Schritte ist zu klein oder zu unwichtig, um beachtet und gefeiert zu werden! Danke dir heute einmal selbst dafür, dass du sie alle gegangen bist und sie dich so weit gebracht haben. Feiere dich!

Die Taube (Kapotasana) schenkt uns geistige Öffnung und Lebensfreude. Sie aktiviert dich und öffnet dein Herz. Lasse dich von dieser Karte aktivieren, und schenke dir und deinem Herzen einen Tanz als heutige spirituelle Praxis.

Jeder Tanz kann dich in einen meditativen Zustand gelangen lassen und ist auch Bestandteil einiger aktiver Meditationsformen. Bringe deine Energie zum Fließen, und schaffe dir einen direkten Zugang zu deinem eigenen Körpergefühl, indem du deinen Körper im Rhythmus der Musik bewegst. Wähle eine Musik, die zur Tageszeit und deiner Stimmung passt. Starte kraftvoll und fröhlich in den Tag, oder beende ihn mit sanften, gleichförmigen Wellen. Die Melodien, Klänge und Bewegungen lassen deine Gedanken verstummen. Auf diese Weise erreichst du tänzerisch gleitend und fließend vielleicht jenen Zustand, den sich viele so sehr ersehnen und der manchmal langer Übung bedarf. Gib dich diesem Tanz ganz hin, lasse dich von der Musik bewegen, denke nicht nach.

Rhythmische Musik, Bewegung und rituelle Tänze sind seit Urzeiten mit dem Menschsein verbunden. Es wird dir also vermutlich nicht schwerfallen, dich den Klängen und dem Takt hinzugeben. Öffne dich für tiefe Erfahrungen und spontane Einsichten. Verleihe deiner Lebensfreude Ausdruck, und erfreue dich an dir und deinem Körper – an all den Bewegungen, zu denen du fähig bist, und all dem, was dein Körper täglich für dich leistet. Du bist ein wahres Wunderwerk! Und du hast allen Grund, dich zu feiern. Beende diesen Tanz nach einem Lied, oder hänge noch ein weiteres daran, wenn du die Zeit dafür hast. Beende dann diese freudvolle spirituelle Praxis, indem du kurz in Stille für dich stehst, deinem Atem lauschst, der in Wallung gekommen ist, und deinem Inneren nachspürst.

> Was sind kleine Glückquellen in meinem Leben?
> Kann ich sie liebevoll annehmen?
> Wie kann ich mich und mein Leben heute feiern?

MANTRA

SINGE MIT DEM WIND.

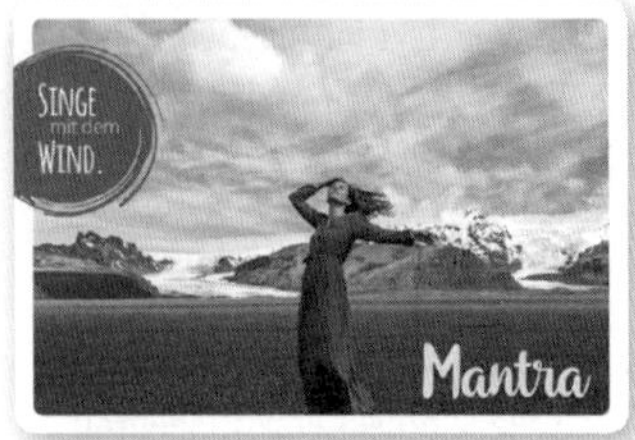

Spüre heute die Weite dieser Welt. Vertraue deine Stimme dem Wind an, und lausche dem Klang beider, wenn sie sich verbinden und über die Landschaft wehen. Welche Worte möchtest du heute aussenden?

Eine heilige Silbe, ein heiliges Wort oder einen heiligen Vers nennt man »Mantra«. Diese Klänge sollen durch wiederholtes Rezitieren eine spirituelle Kraft manifestieren. Im Wort »Mantra« vereinen sich die Wortwurzeln »manas«, (Geist) und »tram« (Schutz oder schützen), und so können wir davon ausgehen, dass ein Mantra unseren Geist oder unser Denken vor schädlichen Vorstellungen bewahrt. Ein Mantra ist ein kraftgeladenes Wort (oder ein solcher Satz), das deine Kehle mit deinem Herzen und deinem Geist zu verbinden vermag. Mantras dienen seit jeher dazu, die Gedanken und somit den Geist zu bündeln und in eine bestimmte Richtung zu lenken. Schaffe dir heute einen kraftvollen Raum, indem du dich selbst mit Klang umhüllst. Du kannst dazu jedes Mantra nutzen, das dir liegt.

Zum Beispiel das kraftvolle Keim-Mantra OM. Hier kannst du auch die Intonation A-U-M wählen und deinen Geist wie folgt bündeln: A für

Kreieren, Erschaffen, U für Erhalten, M für Auflösen. Töne so lange, wie es natürlich aus dir herausfließt.

Mache es dir an deinem Meditationsplatz bequem. Beobachte einige Momente lang deinen Atem, wie er kommt und geht. Verändere ihn nicht. Sei gleichsam offen für Veränderungen, wenn sie einfach geschehen. Spüre den Moment, in dem dein Atem ganz natürlich aus dir hinausströmen und einen Ton erklingen lassen möchte – lasse es fließen. Erschaffe durch den Klang einen sicheren Raum für die heilige Verbindung mit dir selbst. Webe deinen ganz eigenen Klangteppich, in dem die Muster deiner lauten und leisen Töne, deiner sanften und wilden Schwingungen, deiner schnellen und langsamen Rhythmen sowie deiner zarten und kraftvollen Seiten enthalten sind. Webe dich selbst in dein Mantra, in dein heutiges heiliges Lied, hinein, und singe mit dem Wind.

> Was singe ich heute in den Wind?
> Welche Samen möchte ich säen?
> Welche Worte geben mir Kraft?

MUDRA

LENKE DEINE ENERGIE.

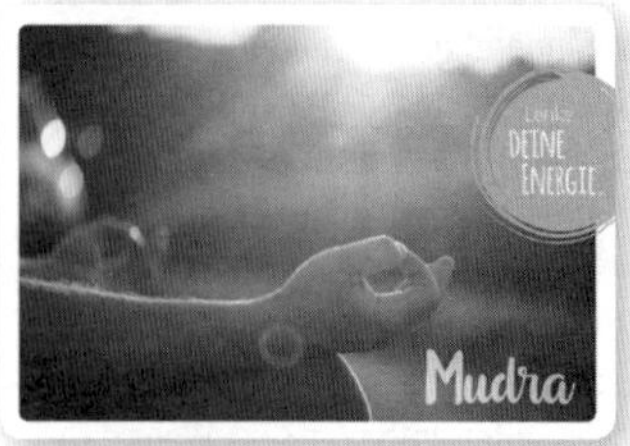

Besiegele heute einmal deine innere Absicht mit einer äußeren Geste.

Eine Mudra (Sanskrit, ursprünglich: »Siegel«, »Geste«, jedoch auch »Stempel«, »Zeichen« oder »Geld«) ist eine symbolische Handgeste, sozusagen eine Asana für die Hände, die sowohl im alltäglichen Leben (Grußgeste Namasté), in der religiösen Praxis als auch im indischen Tanz angewendet wird. »Mudra« bedeutet »das, was Freude gibt« – »Mud« heißt »Freude«, »ra« heißt »geben«. Grund genug, dich dieser vielversprechenden Praxis einmal zuzuwenden.

Die Gyan-Mudra (auch »Chin-Mudra« und »Jnana-Mudra« genannt) ist eine der bekanntesten Mudras im Yoga und dient besonders der Konzentration. Sie stimuliert das Wurzel-Chakra, wirkt entspannend und stimmungsaufhellend, schenkt Weite und trägt den Beinamen »Siegel der Weisheit und des Wissens«. Du kannst sie während des Pranayama und der Meditation anwenden, da sie spirituelle Offenheit schenkt und die Meditation erleichtert. Hier symbolisieren

Daumen und Zeigefinger die universelle Energie und die eigene Seele, die sich einander zuwenden und miteinander verbinden. Das Selbst beugt sich hinab zur göttlichen Macht und verbindet sich mit dieser. Durch diesen Kreis kann die Lebensenergie (Prana) nicht aus dem Körper strömen und fließt weiter durch dich hindurch. Es wird empfohlen, eine Mudra-Meditation für 30–45 Minuten auszuführen, das heißt, die Handhaltung so lange beizubehalten. Du kannst dazu chanten oder in Stille sitzen.

Sitze in einer bequemen Haltung. Lege die Handgelenke locker auf die Knie. Verbinde die jeweilige Daumenkuppe mit der Zeigefingerkuppe. Die anderen Finger sind ausgestreckt und entspannt. Der Druck zwischen Daumen und Zeigefinger ist angenehm leicht. Wenn du mit der Handinnenfläche nach unten praktizierst (Jnana-Mudra), erdet es dich – zeigen deine Handinnenflächen nach oben (Chin-Mudra, »Chin« = uneingeschränktes Wissen), symbolisiert es, dass du Inspiration der unendlichen Weisheit empfangen möchtest. In beiden Fällen soll dir die Handhaltung inneren Frieden, Ruhe, spirituelles Wachstum, Gelassenheit und Konzentration verleihen. Es heißt, dass diese Mudra in Kombination mit regelmäßiger Meditation die intuitive Weisheit des Übenden verstärkt und ihm hilft, sich leichter von weltlichen Angelegenheiten zu befreien.

> Was bedeutet spirituelles Wachstum für mich?
> Kann ich meine Spiritualität voll und ganz leben?
> Sind mein Alltag und meine Spiritualität (noch) getrennt?

REINIGUNG

ACHTE DEINE GEZEITEN.

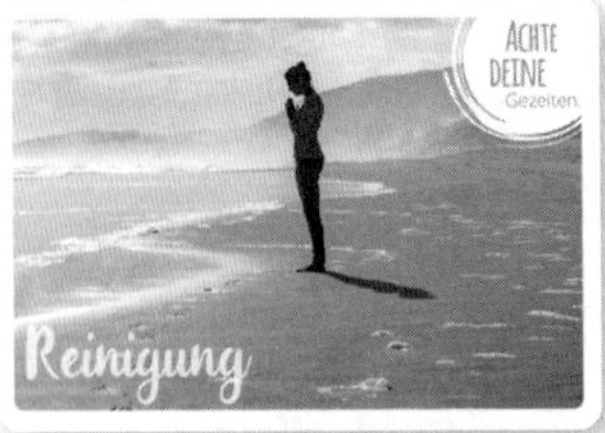

Spüre das Element deines Ursprungs. Beobachte die Wellen, die an den Strand spülen und wieder zurückfließen. Wandere in Gedanken am Meer entlang, und tanke Kraft.

Wasser ist die Quelle allen Lebens und das Element, aus dem wir hervorgegangen sind. Unser Körper besteht zum größten Teil aus Wasser, und so ist jeder von uns ganz natürlich mit diesem Element verbunden. Wir können nährende Kraft in all unseren Zellen fließen lassen, wenn wir uns meditativ noch intensiver mit dem Wasser verbinden. Die Flut kann alles Belastende und Schwere mit sich nehmen, während die Ebbe uns sanft zur Ruhe kommen lassen kann. Wir können dabei eine tiefe Reinigung erfahren – innen wie außen. Das Wasser kann zudem unseren Gedanken Klarheit schenken und uns mit frischer Energie versorgen. Grund genug, sich diesem Element heute zu widmen.

Visualisiere in deiner heutigen Meditation einen schönen Ort am Meer. (Wenn du magst, höre dir dazu eine CD mit Meeresrauschen an.) Lausche zunächst deinem Atem, wie er ein- und wieder ausströmt. Lausche auch den Wellen, die an den Strand branden und sich wieder zurückziehen. Spüre dieser Verbindung nach – dein Atem, das Meer – ein und aus ... Schmecke das Salz in der Luft, und fühle eine sanfte Brise auf deinem Gesicht. All deine Sinne werden nach und nach hellwach an diesem Ort. Mit wachen Sinnen und erfrischtem Geist spüre dein Herzzentrum in der Mitte der Brust. Kannst du deinen Herzschlag wahrnehmen? Öffne dein Herz für die reinigende Kraft des Meeres. Bitte die Wellen, dein Herz zu umspülen und alles Schwere mit sich zu nehmen, wenn sie sanft wieder zurückfließen. Einfach so, ganz im natürlichen Rhythmus. Erlebe in deiner Mitte, wie die Wellen des Meeres dein Herz sanft reinigen und es deinem Atem möglich wird, tiefer und ruhiger zu fließen. Nichts hindert oder blockiert ihn mehr. Er ist frei, darf auf jeder Welle neu surfen, dein Innerstes berühren und dir von deinen ganz eigenen Gezeiten zuflüstern. Atme in tiefer Verbindung mit deinem Herzen. Welche Wellen möchtest du von dort aussenden? Was ist dir ein Herzensanliegen? Spüre nach. Danke dem Meer für die Reinigung und Erfrischung.

> Was in mir sehnt sich nach reinigender Energie?
> Achte ich auf meine persönlichen Gezeiten – Ebbe und Flut?
> Welche Inspirationen spült das Meer an meinen Strand?

RÜCKHALT

STÄRKE DICH SELBST.

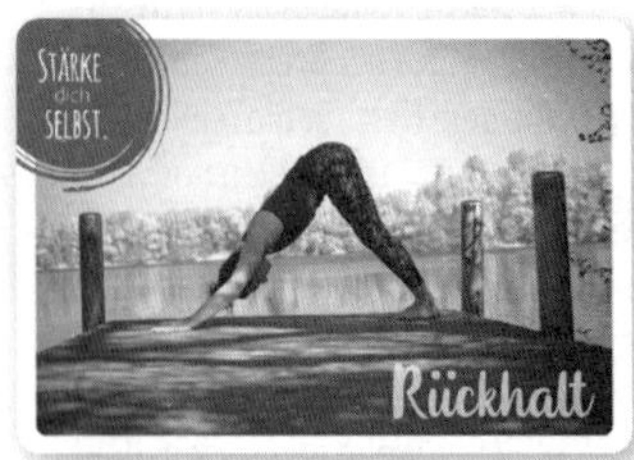

Halte heute einmal nichts als dich selbst. Fühle dich verbunden mit der Erde und deinem ureigenen Wesen. Lasse alles los, was dir im Nacken sitzt, und stärke dir heute einmal selbst den Rücken, wie du ihn lieben Freunden stärken würdest.

Die stehende Asana herabschauender Hund (Adho Mukha Svanasana) fordert unsere Kraft, während der ganze Körper gestreckt wird. Dabei entfaltet sich eine beruhigende Wirkung auf unser Gehirn, zudem wird der gesamte Körper wohltuend energetisiert. Du kannst direkt spüren, wie sich deine Stimmung hebt, sich dein Atem vertieft und frische Energie deinen Körper durchströmt.

Begib dich heute in die Haltung des herabschauenden Hundes. Fühle, wie viel Halt du dir heute geben kannst. Spüre, wie sich deine gespreizten Hände mit der Erde verbinden. Verbinde dich über deine Hände mit der Weisheit der Erde. Atme sie tief in dich hinein. Spüre deinen starken Rücken und deine kraftvollen Arme. Du kannst dich jederzeit selbst halten. Atme diese Gewissheit in dich ein. Spüre dann deinen Nacken, lockere ihn ganz sanft. Atme dabei all das aus, was dir im Nacken sitzt: Termindruck, Sorgen, drängende Entscheidungen … Deine Achillessehne dehnt sich und steht dir kraftvoll zur Verfügung. Lasse dein Herz sanft zum Boden schmelzen. Komme mit deinen Knien zum Boden und dann in eine Sitzhaltung, in der du nachspüren kannst, wie dein ganzer Körper von Kraft erfüllt ist. All diese Energie ist heute dein Fels in der Brandung.

> Was gibt mir Halt?
> Sitzt mir etwas im Nacken?
> Wer oder was ist mein »Fels in der Brandung«?

Tipp: Lasse die Füße gerade bzw. minimal nach außen gedreht und die Beine hüftbreit. Du musst mit den Fersen nicht ganz hinunter auf den Boden kommen, sei geduldig mit dir. Ein großer Teil des Körpergewichtes liegt auf den Händen. Vergewissere dich daher, dass deine Haltung stabil ist. Spreize die Finger weit auseinander, und drücke sie fest in die Matte – dies erdet dich auch energetisch stark. Lasse Raum zwischen Schultern und Ohren, sodass sich der Nacken entspannen kann. Mache minimale Bewegungen, als würdest du ganz leicht nicken oder den Kopf schütteln, um sanft den Nacken zu lockern.

RÜCKZUG

GÖNNE ALL DEINEN SINNEN EINE PAUSE.

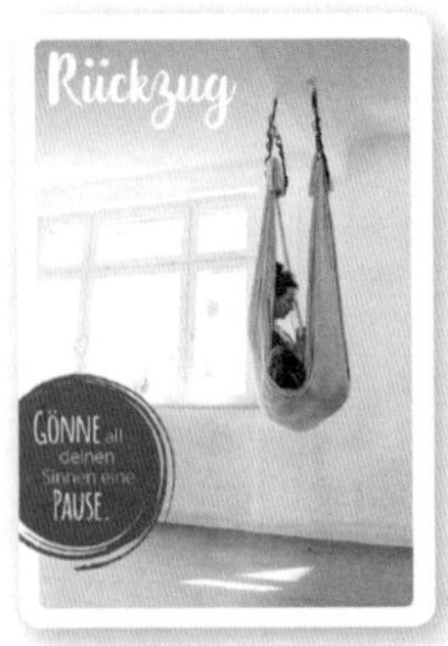

Beschenke dich heute auf allen Ebenen mit gesunder Nahrung: deinen Körper mit nahrhaftem Essen, deine Seele mit Treffen voll echter Verbundenheit, deinen Geist mit einer Pause von den Medien. Meistere heute die äußeren Einflüsse.

»Pratyahara« heißt »Rückzug« und »Zurückziehen«. Diese Praxis ist vor allem im Raja Yoga als Rückzug der Sinne von besonderer Bedeutung.

Ziehe dich heute an deinen Meditationsort zurück, und erfahre dort ganz praktisch einige der acht Stufen im Yoga (Ashtangas). Du gehst mit anderen ethisch um (Yama), du hast persönliche Disziplin, wenn du heute übst (Niyama). Du setzt dich hin (Asana) und regulierst deinen Atem (Pranayama). Dann machst du etwas, um deine Aufmerksamkeit, deine Sinne und deinen Geist nach innen zu ziehen. Pratyahara, das Zurückziehen der Sinne, ist ein Teil der Meditation. Hierzu kannst du eine Affirmation, ein Gebet, die Impulsfragen oder die Beobachtung deines Atems nutzen. All das ist Pratyahara. Danach folgt Dharana, die Konzentration, die eigentliche Meditationstechnik. Auf dem achtstufigen Pfad folgt dann das Hineinfallen in die tiefe Meditation (Dhyana), die im Überbewusstsein (Samadhi) mündet. Pratyahara ist also ein wichtiger Teil der Meditation. Das Zurückziehen der Sinne und des Geistes, indem du etwas ausübst, was den Geist nach innen zieht und inspiriert. In der sinnesüberreizenden Welt heutzutage ist dies ein äußerst wichtiger Punkt. Lege daher in deiner heutigen Praxis dein Augenmerk einmal auf diese fünfte Stufe.

Was hilft dir besonders, deine Sinne zurückzuziehen und den Filter der Wahrnehmung auszuschalten? Du achtest vielleicht auf eine gesunde Nahrung (Ahara) und welche Beziehungen du eingehst, wirst jedoch von den Medien überflutet. Pratyahara bedeutet den Verzicht auf ungesunde Nahrung, Eindrücke und Beziehungen, um dadurch den Geist zu befreien und inneren Frieden zu erlangen.

> Was hilft mir, meine Sinne nach innen zu ziehen?
> Sehne ich mich nach Rückzug, nach einer Pause?
> Welche Nahrung nährt mich wirklich?

SCHATTENZEIT

SEI EIN LICHT IN DER NACHT.

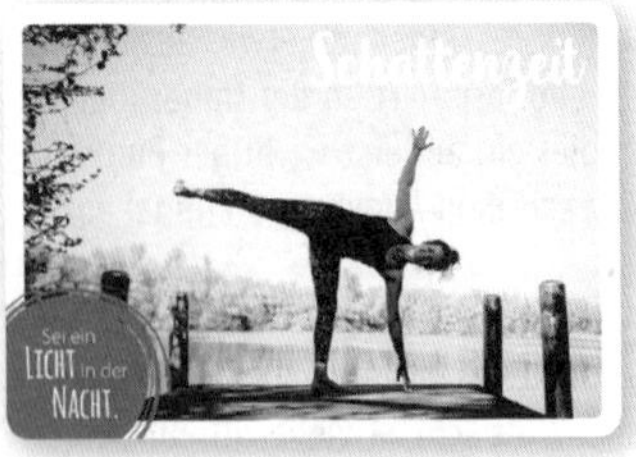

Nimm dich im Gleichgewicht und in geerdeter Stabilität wahr. Öffne dann dein Drittes Auge. Lasse es wie den Mond sein, wie ein Licht in der Nacht, das deine Schatten erhellt. Schaue sie dir liebevoll an.

Die Halbmondhaltungen (Ardha Chandrasana) sind kraftbringende Asanas und echte Stresskiller, die deinen Kopf frei machen und deine körperliche und seelische Stabilität fördern. Wenn du wie hier zudem deinen Gleichgewichtssinn und deine Koordinationsfähigkeit übst, verlierst du mehr und mehr Angst. All das sind gute Voraussetzungen, um dein Drittes Auge (Ajna-Chakra) zu öffnen und einen Blick auf deine eher schattigen Seiten zu werfen. Alle Asanas, die das Dritte Auge anregen, helfen uns, unsere Wahrnehmung nach innen auszurichten und zu verfeinern.

Geerdet und stabil öffne dich in die Haltung des Halbmondes. Atme tief ein und aus. Atme gezielt in deine Längen, und dehne dich immer weiter aus. Sei wie der aufgehende Mond, der immer heller und klarer wird. Sammle dann deine Konzentration in der Mitte deiner Stirn, wo sich dein Drittes Auge befindet. Bündele dort alle Kraft, alle

Helligkeit, und bitte um eine sanfte Öffnung. Lasse dein Drittes Auge wie eine Grubenlampe sein, die etwas von dir erhellt, was bisher im Schatten lag. Atme kraftvoll in deine Basis, und schaue mutig auf dich und die Welt. Bitte darum, dass sich dein Schatten langsam im Licht auflösen darf. Bedanke dich für das, was dir gezeigt wird. Wiederhole diese Übung auch zur anderen Seite. Möglicherweise wird dir die gleiche Schattenseite erneut gezeigt, vielleicht zeigt sich auch eine weitere.

> Was sind meine Schattenseiten?
> Kann ich sie liebevoll annehmen?
> Was in meinem Leben sehnt sich derzeit nach Licht?

Tipp: Bei Problemen mit der Hüfte, den Knien, bei Osteoporose oder Bluthochdruck frage am besten den Yogalehrer deines Vertrauens, ob der Halbmond für dich zu empfehlen ist. Auch wenn es dir anfangs schwerfallen sollte, die Stabilität zu halten und deinen Körper zu strecken, sodass du tief und gleichmäßig atmen kannst, gib dieser kraftvollen Asana eine Chance.

SCHWEBEN

FINDE KRAFT UND LEICHTIGKEIT.

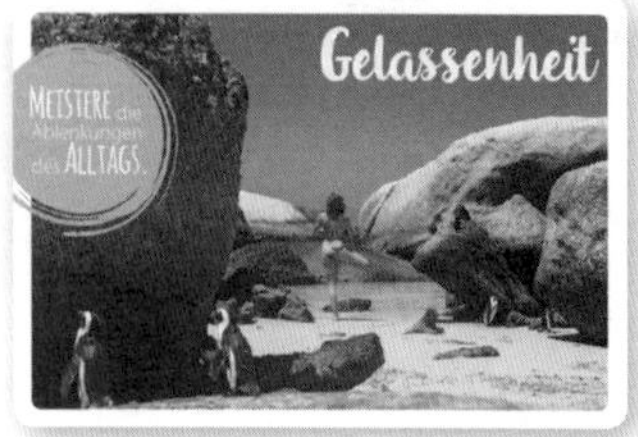

Finde heute den Mut, dein Leben auf natürliche Weise schweben zu lassen. Atme tief ein und aus – und nimm die grundsätzliche Balance wahr, in der sich die ganze Welt befindet und somit auch du selbst.

Manchmal erscheint uns alles im Leben zu schwer zu sein: Stress im Beruf und im Privatleben lasten wie ein Gewicht auf uns, an jeder Ecke wartet offenbar ein neues Problem, und wir fühlen uns, als sickere unsere Kraft einfach wie ein stetiges Rinnsal aus uns heraus. Meist strengen wir uns dann noch mehr an, wollen nicht die Kontrolle verlieren, sondern meinen, dass wir durch noch mehr Tun auch mehr erreichen. Doch es gibt Zeiten im Leben, in denen es nicht um Tun, sondern um Sein geht! Für eine natürliche Balance, die unserem Leben wieder Leichtigkeit schenkt, müssen wir uns ab und an auch eine Pause gönnen, ein wenig Abstand gewinnen und das ganze Geschehen unseres Alltags neu betrachten. Was können wir loslassen? Was dient uns nicht mehr? Was erreichen wir tatsächlich mit unserem unentwegten Tun? Manchmal werden wir in unserem Versuch, unser Leben zu kontrollieren, innerlich starr und funktionieren dann wie ein Roboter: ferngesteuert, automatisiert. Dann ist es gut, uns für einen Augenblick zurückzuziehen und unseren Körper mit dem Atem weich werden zu lassen und dadurch wieder den Mut zu finden, uns selbst und die Dinge unseres Lebens schweben zu lassen, manches einfach »gut sein zu lassen« und darauf zu vertrauen, dass sich vieles auch ohne unser Zutun klären wird.

Nimm dir heute ein wenig Zeit, um zur Ruhe zu kommen und deinen Atem über allen Anforderungen deines Lebens schweben zu lassen. Betrachte dein Leben wie aus großer Höhe, halte dich nahezu schwerelos in der Luft wie die Krähe (Parsva Bakasana), und lasse dich vom Wind tragen. Vertraue dem Leben, dem Tao, dass sich alles finden wird, dass alles wieder in Balance kommen wird, wenn du den Dingen nur genug Zeit gibst.

> Ist alles, was ich tue, wirklich sinnvoll?
> Entstammen meine Ansprüche an mich selbst meinen eigenen Ideen, oder versuche ich nur, anderen gerecht zu werden?
> Kann ich einfach dem Leben vertrauen und tief in mir glauben, dass alles gut wird?

SEELENSTÄRKE

ACHTE DEINE BEDÜRFNISSE.

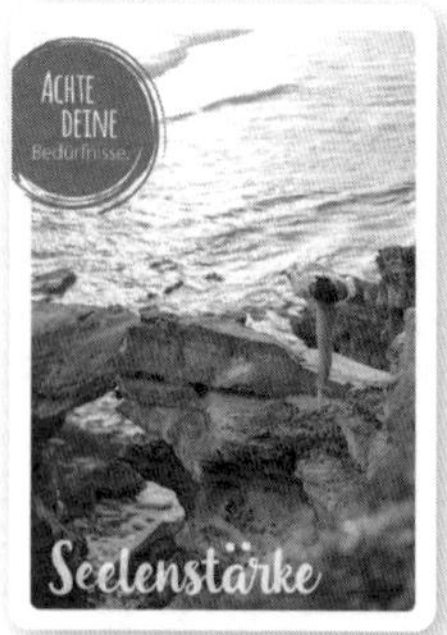

Stehe voll und ganz zu dir und deinen Bedürfnissen. Finde eine gesunde Balance zwischen den Anforderungen des Alltags und den Sehnsüchten deiner Seele. Nähre und stärke deine Seele, und verliere die beiden Waagschalen nie aus den Augen.

Erinnerst du dich noch an den Turnunterricht aus deiner Schulzeit? Auch da gab es die gute alte Standwaage (Utthita Satyeshikasana/ Virabhadrasana III), die den Körper dehnte und stärkte und den Gleichgewichtssinn herausforderte. Vermutlich bist du nicht selten lachend umgefallen. Mit der gleichen Leichtigkeit kannst du dich heute dieser Haltung erneut zuwenden. Gerade in Zeiten, in denen du dich nach Erdung, Stabilität, Stärke und seelischer Balance sehnst, kann dir die Standwaage gute Dienste erweisen. Sie wird deine innere Mitte stärken und dir direkt frische Energie bringen.

Die Standwaage aktiviert alle Chakras entlang der feinstofflichen Wirbelsäule (Sushumna). Insbesondere fließt deine Lebensenergie (Prana) aktivierend zu deinem Dritten Auge (Ajna-Chakra). Viravadrasana harmonisiert die Energien der linken und rechten Körperhälfte (Ida und Pingala), entwickelt innere Balance, kultiviert die Fähigkeit, abzuwägen und gute Entscheidungen zu treffen. Mithilfe der Standwaage kannst du zudem Konzentration und Willenskraft entwickeln. Viel Freude beim Üben.

Komme aus der Berghaltung (Tadasana), indem du die Beine hüftbreit auseinander stellst, und hebe einatmend die Arme. Dehne ausatmend den Oberkörper waagerecht aus dem Hüftgelenk heraus nach vorn, und strecke die Arme als Verlängerung deines Oberkörpers. Wenn du kannst, strecke das Standbein durch, ansonsten belasse es leicht gebeugt. Strecke das andere Bein nach hinten. Halte die Hüfte gerade und parallel zum Boden, und atme ruhig weiter. Bringe mit der nächsten Einatmung noch einmal Länge in deine Wirbelsäule, und verbessere – wenn nötig – ausatmend die Haltung noch etwas. Der Hals ist in Verlängerung zur Wirbelsäule, der Nacken ist lang, blicke auf einen Punkt am Boden. Komme einatmend zurück in den festen Stand, sanft wie eine Waage, die zurückschwingt. Spüre in der Berghaltung nach. Wiederhole die Standwaage mit dem anderen Bein.

> Ruhe ich in mir?
> Bin ich in meiner Mitte?
> In welchen Bereichen wünsche ich mir mehr Balance?

SEGEN

SPRICH MIT DEN SPIRITS.

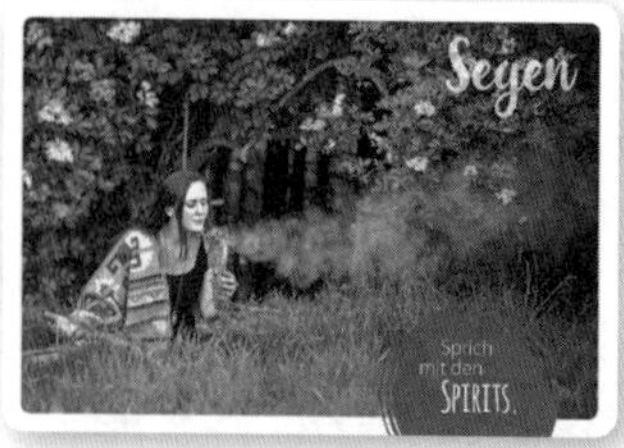

Sende heute deine Gebete mit dem Rauch zum Himmel. Gib den Spirits Rauchzeichen. Reinige dich, deinen Meditationsplatz und deinen Geist mit duftendem Räucherwerk.

Rauch steigt hinauf in den Himmel und wird seit jeher von allen Kulturen dazu genutzt, Botschaften an das Göttliche zu richten, Gebete auf ihre Reise zu schicken, kleine Opfer darzubieten und um Segen zu bitten.

Nimm dir heute Zeit, während einer stillen Atempraxis dein Gewahrsein zu erweitern und dich den Spirits um dich herum zuzuwenden. Der Begriff »Spirits« schließt sowohl das Große Geheimnis als auch Gott, Götter und Göttinnen, hilfreiche Geister, dein Krafttier, Engel und Devas mit ein und ist in diesem Fall universell zu verstehen. Was spürst du um dich herum? Wer oder was aus einem der unsichtbaren Reiche ist dir nah? Bitte um Gehör, wenn du magst. Entzünde eine Kerze. Nimm dir einige Momente Zeit, um auch das Licht in deinem Geist zu entzünden und dir klar zu machen, was dir heute am Herzen liegt, was dir wichtig ist. Du kannst nun an der Kerze ein Räucherstäbchen entzünden, ein Palo Santo als heiliges Holz oder einen Smudge aus alten Räucherkräutern. Du kannst auch die Kerze auspusten und deine Intention mit in den dadurch entstehenden Rauch geben. Sende nun sozusagen Rauchzeichen in die Anderswelt, und kündige dich und dein Kommen, dein Gebet an. Sprich dein Gebet, oder lasse die Worte in deinem Herzen erklingen, gib sie mit deinem Atem in den Rauch, der sie dorthin mit sich trägt, wo sie ganz sicher gehört werden. Halte dann eine Weile inne, genieße den Geruch der verbrennenden Kräuter oder Harze, und lausche. Vielleicht kannst du eine Antwort wahrnehmen, in deinen Ohren, deinem Herzen oder tief in deinem Inneren – als Gewissheit oder sich klar entfaltender Weg. Bedanke dich dann mit etwas Räucherwerk, das du den wohlwollenden Kräften als Gabe schenkst, und verabschiede dich.

- Was ist heute mein Gebet?
- Welchen Segen möchte ich empfangen – welchen aussenden?
- Wie kommuniziere ich mit den Spirits, dem Großen Geist?

SELBSTAUSDRUCK

DU BIST WICHTIG IM NETZ ALLEN LEBENS.

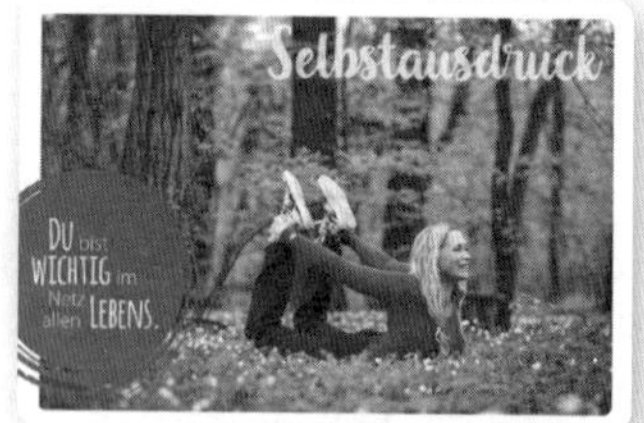

Öffne dein Herz, lade alle Erfahrungen ein, und lasse dich wahrhaft vom Leben berühren. Bringe dich selbst voll und ganz zum Ausdruck. Sei, wer du bist. Deine ureigenen Facetten sind wichtig für das Netz allen Lebens.

Stelle dir vor, du selbst bist ein Bogen und tief in deinem Herzen liegt ein Pfeil auf der Sehne, der deine Botschaft oder deine Talente trägt. Nimm dir heute einmal bewusst Zeit, dein Hals- oder Kehl-Chakra (Vishuddha) als auch dein Herz-Chakra (Anahata) zu erspüren und zu aktivieren. Spüre in die Mitte deiner Brust, in dein Herzzentrum, hinein. Welches Herzensanliegen möchtest du verwirklichen? Spüre auch in deinen Kehlbereich hinein. Welche deiner Qualitäten, welches deiner Talente möchtest du in die Welt hinausgeben? Was in dir wartet nur auf kreative Umsetzung?

Wenn dein Brustkorb einen freien, tiefen Atem ermöglicht, beruhigt es auch dein Gemüt. Dein Herz wird gleichsam frei, und deine Botschaft kann dadurch gestärkt in die Welt hinausströmen. Wir haben eine Asana ausgewählt, die dich hierbei sehr unterstützen kann. Du kannst sie heute einnehmen oder auch einfach visualisieren, wie du dies tust.

Im Bogen (Dhanurasana) liegst du auf dem Bauch, während die Hände die Fußgelenke greifen und der Brustkorb nach oben gebogen wird. Dadurch streckst du die Wirbelsäule, entspannst und stärkst die oberen Rückenmuskeln und die Schultern, gleichzeitig stählst du Arme und Oberschenkel und hast eine ideale Bauch-Beine-Po-Übung.

Sei heute einmal ein starker Bogen, der seine wichtige Herzensbotschaft in die Welt fliegen lässt.

> Welche Herzensbotschaft, welches Anliegen habe ich?
> Kann ich alles, was mir wichtig ist, offen aussprechen?
> Was möchte ich in die Welt geben?

Tipp: Strecke den Kopf nicht zu weit nach vorn, da sich das nachteilig auf die Halswirbelsäule auswirkt und unter Umständen Kopfschmerzen verursachen kann. Achte darauf, den Kopf gerade zu halten, als Verlängerung der gebogenen Wirbelsäule. Auf diese Übung sollten Schwangere verzichten, und auch für stillende Mütter kann sie unangenehm sein. Bei Problemen mit Schultern oder Bandscheiben frage bitte vorher deinen Arzt oder Physiotherapeut um Rat.

SONNENGRUSS

FÜHLE DEIN IMMERWÄHRENDES KRAFTZENTRUM.

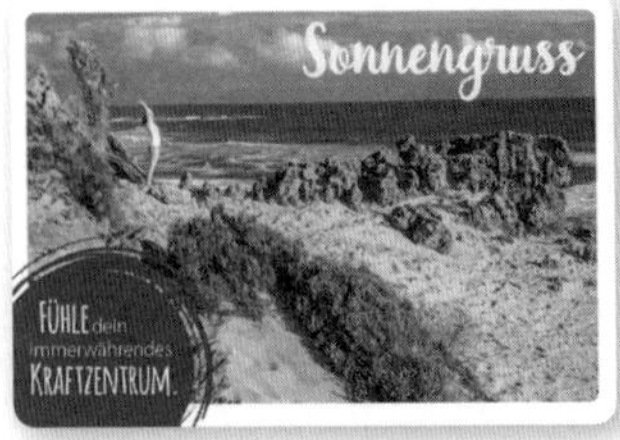

Was auch geschieht, die Sonne geht jeden Tag wieder auf. Spüre ihre Strahlen auf deiner Haut. Lasse sie dein inneres Feuer entfachen und dich daran erinnern, dass auch deine Kraft immer da ist.

Die Sonne ist eine Grundvoraussetzung dafür, dass es Leben auf der Erde gibt. Sie wurde und wird in vielen Völkern verehrt und hat in den Mythen der Welt einen starken Symbolcharakter. Nimm dir heute ein wenig Zeit, mit der Sonne zu sein – selbst an einem bewölkten Tag ist die Sonne immer da. Sie geht jeden Tag aufs Neue auf und jeden Abend wieder unter, was auch sonst auf der Welt geschehen mag. Es hat etwas Stärkendes, Kraftvolles und auch etwas Tröstendes, wenn wir uns mit der Sonne verbinden.

Du kannst dies heute tun, indem du dich bei der Sonne bedankst, dass sie unermüdlich Wärme und Licht schenkt. Du kannst sie auch einfach genießen und dich auf eine Wiese legen, während sie dir ins Gesicht scheint und du ihre Strahlen tief in dich hineinatmest.

Du kannst auch gern den bekannten Sonnengruß (Surya Namaskar) ausführen, der aus zwölf Yogastellungen besteht. (Diese variieren je nach Tradition leicht in der Ausführung, daher wähle einfach diejenigen, die dir vertraut sind.) Durch das fließende Ausführen der Haltungen wird der gesamte Körper aktiviert, gedehnt und gestärkt. So kannst du deinen Kreislauf am Morgen in Schwung bringen und voller Energie in den Tag starten oder am Abend in Verbindung mit deinem Atem und einem eher langsamen Üben und längeren Halten der einzelnen Asanas langsam zur Ruhe kommen. Vielleicht magst du es auch in Verbindung mit einem Mantra oder einer abschließenden Meditation gestalten. Du kannst deinen Sonnengruß also der auf- oder untergehenden Sonne widmen und die jeweilige Kraft in deinem Leben stärken.

> Was ist gerade wichtig?
> Aktivieren oder Harmonisieren?
> Kraftvolles Handeln oder Zur-Ruhe-Kommen?

STABILITÄT

MÖGE DEIN ALLTAG EIN TANZ SEIN.

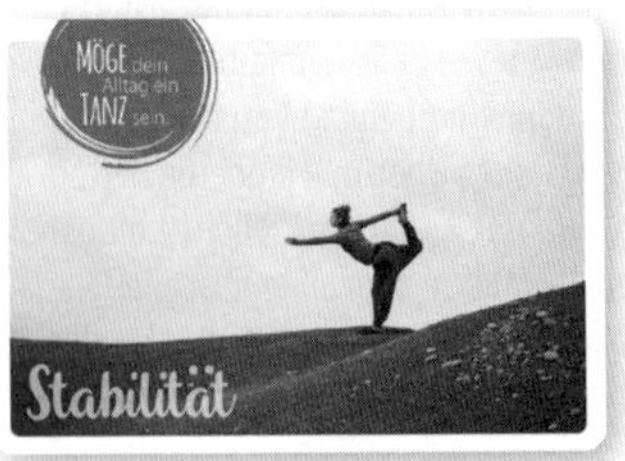

Übe dich darin, Stabilität in die Stürme des Lebens zu bringen, Gleichgewicht in die Wellen deiner Emotionen und Bestimmtheit in deine Handlungen. Möge dein Ziel vor Augen dich leiten und halten.

Der Gott Shiva ist der höchste Herr aller Wesen, der große Asket, der Zerstörer, der freundliche Heilbringer. Im Tänzer (Natarajasana) vereinen sich all seine Aspekte. Während Shiva tanzt, zerstört er die Unwissenheit und das Universum und erschafft es wieder neu. Nutze heute einmal diese vereinten Kräfte. In dieser Balanceposition sind alle tiefen Rückenmuskeln sehr aktiv, die Brustmuskulatur wird intensiv gedehnt, Kreislauf, Konzentrationsfähigkeit und Balance werden angeregt, die Bein- und Fußmuskeln gestärkt.

Tipp: Übe auf einer festen Unterlage. Bereite dich sanft vor. Verlagere im aufrechten Stand dein Gewicht auf das linke Bein. Atme dabei durch die Nase ein. Umfasse beim Ausatmen das Knie des rechten Beins. Führe Stirn und Knie zusammen. Bewege in der Atempause das Bein nach hinten zum Gesäß, winkle es ab. Halte es mit beiden Händen am Knöchel oder Fußrücken, während die Knie auf gleicher Höhe sind. Atme tief ein. Lasse die Schultern dabei sinken, und ziehe sie nach unten. Bewege in der Atemfülle das Bein wieder nach vorn, und führe ausatmend Kinn und Stirn zusammen. Führe die Sequenz einige Male durch. Stelle dann das rechte Bein wieder am Boden auf. Spüre nach. Wiederhole die Übung mit dem rechten Bein als Standbein.

Beginne im hüftbreiten Stand mit aufrechter Körperhaltung (Tadasana). Die Hände hängen seitlich vom Körper. Verwurzle dich gedanklich im Boden. Bringe dein Gewicht auf das linke Bein. Sobald du stabil stehst, bringe den rechten Fuß nach hinten, drehe die rechte Handfläche nach außen, und greife die große Zehe (oder den Fußrücken) des rechten Fußes. Hebe die rechte Hand senkrecht nach oben. Hebe das hintere Bein höher – bis der Oberschenkel parallel zum Boden ist. Rotiere nun die rechte Schulter auswärts, sodass der Ellenbogen nach oben zeigt. Halte diese Position für einige Atemzüge. Dabei presst du den Fuß nach hinten oben. Spüre die Öffnung im Brustbereich. Komme langsam aus der Position, und übe mit dem anderen Bein.

> Was gibt mir Stabilität?
> Auf welches Ziel möchte ich mich tanzend zubewegen?
> Welchen Ballast kann ich loslassen?

TAO

Lausche der Weisheit der Schöpfung.

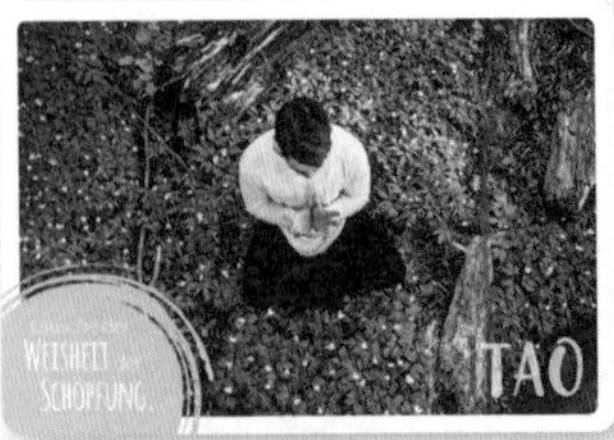

Du entstammst dem Urgrund allen Seins und kehrst irgendwann dorthin zurück. Du bist lebenslang mit dem Tao verbunden und kannst dich von ihm inspirieren lassen. Empfange das Wissen der großartigsten Lehrerin: der Natur selbst.

Erst ist das Tao, dann kommt die Schöpfung. Das Tao ist der Urgrund allen Seins. Man könnte auch sagen, dass es sich um einen nicht personalen Gott handelt. Wir alle kommen aus dem Tao, das einem Meer gleicht, erheben uns daraus als eine Welle und kehren irgendwann wieder in dieses Meer des Seins zurück. All die Wunder der Natur kannst du auch als Wunder in dir selbst finden. Wenn du im Wald sitzend über dir die Blätter der Bäume rauschen hörst oder am Strand liegend die Wellen, die ans Ufer plätschern, wenn du einen Bach leise dahinfließen hörst oder einem Fluss beim Fließen zuschaust oder einfach dein Gesicht in die Sonne hältst und eine sanfte Brise darauf wahrnimmst, geschehen Entspannung und ein leerer Geist fast wie von selbst.

Begib dich heute an einen Ort in der Natur, an dem du das Tao spüren kannst. Fühle dich wohl, und spüre, dass du dem Leben um dich herum ganz nah bist. Öffne dich der Weisheit der Erde. Lausche der Weisheit des Windes. Lasse dich vom fließenden Wasser inspirieren. Rieche den würzigen Duft des Waldes. Wo immer du dich auch niedergelassen hast, wecke hier all deine Sinne, und nimm mit ihnen alles wahr, was um dich herum geschieht und sinnlich erfahrbar ist. Nimm wahr, worin du dir mit diesem Ort ähnlich bist und was dich von ihm unterscheidet. Welche Qualitäten verbinden euch?

Spüre, wie dein Geist leer wird und es ihm genügt, einfach auf das fließende Wasser zu schauen oder dem Wind zu lauschen. Genieße die innere Ruhe, die sich in dir ausbreitet. Beende diese Übung in deiner Zeit und auf deine Weise. Bedanke dich bei dem Ort, an dem du verweilt hast. Bedanke dich für die Erkenntnisse, die du gewonnen hast. Möge sich die Natur in dir vor aller Natur verneigen – Namasté.

> Wie nehme ich die Quelle wahr, aus der ich entsprungen bin?
> Welcher Ort in der Natur kann mir als Kraftort dienen?
> Kann mich etwas ganz Natürliches zum Staunen bringen?

TRANSFORMATION

ALTES IN NEUES VERWANDELN.

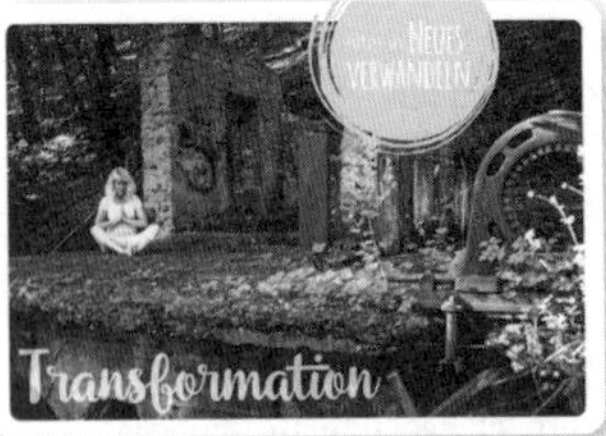

Die Welt ist im ewigen Wandel begriffen. Alles lebt, wächst, altert, stirbt und wird in Neues verwandelt; alles in der Natur folgt diesem Kreislauf aus Entstehen und Vergehen und wieder neuem Entstehen.

Die Jahreszeiten wechseln sich ab, und alles, was im Winter tot schien, erwacht im Frühjahr zu neuem Leben. Altes muss losgelassen und Neues zugelassen werden. Herbstlaub wird zu Erde, aus der sich bald neue Pflänzchen zum Himmel emporrecken.

Ein Sinnbild für dieses »Stirb und werde!« ist seit jeher der Schmetterling (im Yoga durch Bhadrasana symbolisiert), der aus der Raupe erwächst, die noch nichts von ihrer zukünftigen Schönheit ahnt und dennoch bereit ist loszulassen. Sei auch du heute wie eine Raupe, die voller Vertrauen loslässt und sich vorbehaltlos dem hingibt, was sich Neues entwickeln möchte. Vertraue darauf, dass aus dem Loslassen etwas Schönes erwächst. Vertraue dem Leben, das sich ständig weiterentwickelt, das immer neue Formen der Verwirklichung ersinnt und sich in immer größerer Vielfalt präsentiert.

Mache dir in deiner heutigen Meditation bewusst, welche Dinge du in deinem Leben schon loslassen musstest – vielleicht sogar unter seelischen oder körperlichen Schmerzen – und wie letztlich Gutes daraus entstanden ist. Welche Beziehung endete und machte Platz für etwas, was dir viel mehr entsprach? Welcher Abschnitt deiner beruflichen Karriere scheiterte vermeintlich, um Raum für etwas zu schaffen, was dir viel mehr Freude bereitete? Welcher Besitz konnte sich verabschieden, um dich unbelasteter auf deinem Weg voran-kommen zu lassen? Ist im Leben vielleicht alles so gestaltet wie dein Atem? Einatmen folgt dem Ausatmen; ein pausenloses Einatmen gibt es nicht. Ebenso folgt Neues dem Loslassen – ganz natürlich, ganz von selbst.

> Was ist in meinem Leben bereit, losgelassen zu werden?
> Welche neue Entwicklung würde ich begrüßen?
> Wie kann ich Raum für neue Freude schaffen?

URSPRUNG

SPÜRE DIE KRAFT DER ELEMENTE IN DIR.

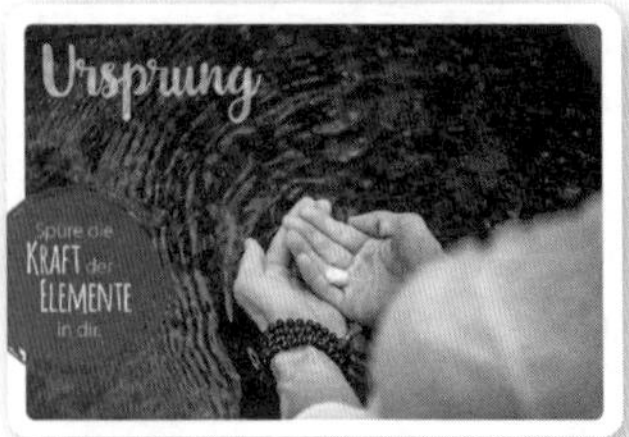

Dein Ursprung ist Sternenstaub. Du bringst die gebündelte Energie des Universums auf die Erde, mit jedem bewussten Schritt. Du vereinst alle Elemente in dir und kannst auf keines verzichten. So, wie die Welt nicht auf dich verzichten kann.

Suche dir heute einen ruhigen Platz in der Natur, und nimm eine Flasche Wasser mit. Ideal wäre es an einem sonnigen Tag mit leichter Brise an einem fließenden Gewässer, aber das muss nicht sein. Mache es dir dort bequem. Setze dich auf den Boden, lehne dich an einen Baum, und entspanne dich.

Achte eine Weile auf deinen Atem, öffne deinen Geist, schaffe Raum in dir. Schließe die Augen, und wende das Gesicht der Sonne zu. Spüre die Wärme dieses riesigen Feuerballs auf der Haut, und spüre, wie die Wärme dir und allem um dich herum Leben schenkt. Konzentriere dich dann erneut auf deine Atmung, erlebe, wie die Luft in deine Lungen strömt und dich mit Sauerstoff versorgt. Nimm nun einen Schluck aus deiner Wasserflasche. Spüre nach, wie das Wasser deinen Körper erfrischt, wie jede Zelle mit Flüssigkeit versorgt wird und wie dein Körper, der zu 70 Prozent aus Wasser besteht, es dir dankt. Fühle die belebende Wirkung. Bleibe nun noch eine Weile sitzen, und nimm die Festigkeit der Erde wahr, auf der du sitzt. Erlebe den Halt, den die Erde dir gibt. Und mache dir bewusst, dass alles, was du an Nahrung zu dir nimmst, seinen Ursprung in dieser Erde hat. Spüre dem Leben nach, das von Feuer, Luft, Wasser und Erde hervorgebracht wird. Erlebe, wie du mit diesen Elementen verbunden bist. Bevor du aufstehst und die Übung beendest, richte noch ein kurzes Danke an jedes Element, ohne das du nicht sein könntest.

> Habe ich eine besondere Beziehung zu einem Element?
> Was ist Ursprünglichkeit für mich?
> Wie kann ich meine Natürlichkeit entfalten?

VERBUNDENHEIT

SPÜRBAR TEIL VON ALLEM SEIN.

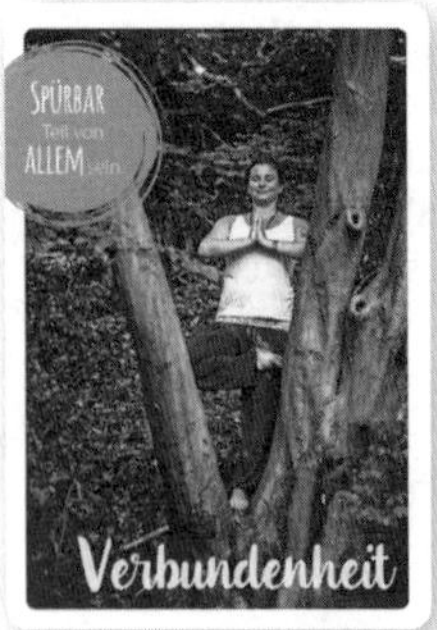

Spüre heute deine Wurzeln, die tief in die Erde reichen und dich nähren – und spüre dein Sein, das sich hoch in den Himmel ausdehnt. Alles, was du für dein Wachstum benötigst, ist genau jetzt für dich da. Wachse hinein ins große Geheimnis.

Nimm dir heute Zeit für einen ganz ursprünglichen Impuls. Im schamanischen Weltbild ist alles mit allem verbunden. Die Lakota drücken diese Verbundenheit und Verwandtschaft aller Wesen mit dem kurzen kraftvollen Gebet »Mitákuye Oyás'iŋ« aus. Doch eine schamanische Tradition setzt immer auf Erfahrungen statt auf bloße Worte. Wie kannst du erfahren und wahrnehmen, dass du mit allem, was ist, wahrlich verbunden bist? Nutze hierzu eine Atemübung, die du mit einer Visualisierung verbindest. Atme dich in dieses Weltbild regelrecht hinein.

Es gibt eine Sache, die immer bei dir ist und die dich mit allen Lebewesen verbindet: dein Atem. Du atmest frische Luft ein, die von den

Meeren und den Bäumen gereinigt wurde – Luft, die schon durch Milliarden menschliche und tierische Lungen geatmet wurde und immer wieder geatmet werden wird. So bist du Teil eines riesigen Kreislaufs. Eine sehr gute Übung, sich dies bewusst zu machen, ist einfaches Atmen.

Wähle für diese Übung einen Ort, an dem du dich wohlfühlst. Das kann dein Wohnzimmer genauso gut wie ein Platz in der Natur sein. Setze dich möglichst aufrecht hin. Atme entspannt ein und aus. Beobachte deinen Atem eine Weile, ohne ihn zu verändern. Beginne dann zu visualisieren, dass du die Luft mit allen Wesen teilst. Lasse dabei jene Wesen vor deinen inneren Augen erscheinen, die gerade erscheinen mögen. Seien dies Steine, Pflanzen, Tiere, andere Menschen, dir bekannt oder unbekannt. Visualisiere den Atem, der gerade in dich ein- und aus dir ausströmt und dich so mit all diesen Wesen, mit der ganzen Welt verbindet. Diese Übung kannst du machen, so lange und so oft du möchtest.

> Wo spüre ich Verbundenheit?
> Wie fühlt es sich an, Teil des großen Ganzen zu sein?
> Wo kann ich (energetische) Verwandtschaft wahrnehmen?

VOLLE KRAFT

FÜHLE, WAS DIR DEN RÜCKEN STÄRKT.

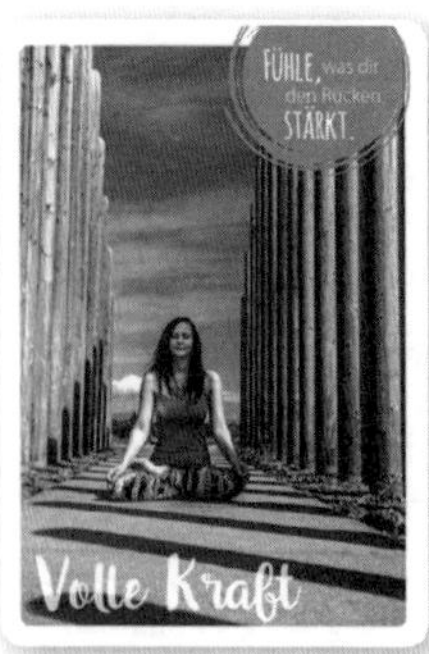

Spüre in der heutigen Meditation all die Yogis und Yoginis, die vor dir kamen, und die, die nach dir kommen werden. Fühle den Frieden in diesen Reihen. In der Ruhe des Geistes seid ihr eins.

Yoga war ursprünglich dazu gedacht, den Körper auf die Meditation vorzubereiten. Padmasana ist der Lotossitz. Padmasana gilt in der indischen Mythologie als ein Lotosthron, auf dem die Gottheiten ihren Platz einnehmen. Es heißt, dass diese Asana die Kundalinikraft erweckt und Krankheiten vertreibt.

Der Lotossitz ist besonders zur Meditation geeignet, weil er ein sehr stabiler Sitz ist, der ganz automatisch eine aufrechte Haltung ergibt, bei der der Rücken problemlos gerade gehalten werden kann. Dein Herz-Chakra öffnet sich und lässt dich Freude und Liebe empfinden und verströmen. Nach alten Schriften erlangen nur Weise die Fähigkeit, im Lotossitz zu verweilen. Genau das macht ihn zur inspirierenden Asana für unsere Übung.

Finde heute Frieden und Ruhe in den Reihen der Meister. Lasse dich durch deine aufrechte und würdevolle Haltung mit Himmel und Erde verbinden. Vereine deinen Geist mit den Meistern, die vor dir kamen und heute auf sich aufmerksam machen. Spüre die Unterstützung hinter dir, zu deinen Seiten und überall um dich herum. Spüre, wie du selbst die Fortführung dieser Reihen bist. Jetzt. In diesem Moment.

> Gibt es heute eine weise Botschaft für mich?
> Spüre ich mich gleichermaßen mit Himmel und Erde verbunden?
> Welche Qualität in mir finde ich meisterhaft – oder welche möchte ich gern meistern?

Tipp: Lege deine Füße jeweils auf den Oberschenkel des anderen Beines – dies gelingt häufig erst nach einigen Vorübungen, dränge dich zu nichts. Für diese meditative Übung musst du nicht zwingend diese Sitzhaltung einnehmen. Eine vereinfachte Form ist der Halblotus, bei dem nur ein Fuß über den gegenüberliegenden Schenkel gelegt wird. Der bekannte Schneidersitz bildet keine stabile Grundlage für eine lange Meditation.

WANDEL

STREIFE DEINE ALTE HAUT AB.

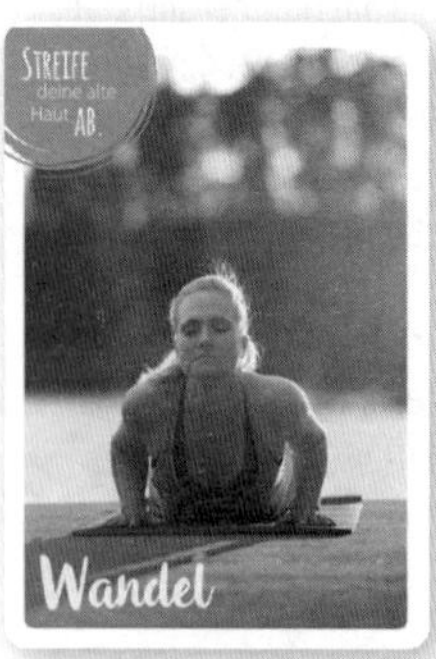

Lerne von der Schlange, deine Haut abzustreifen, wenn sie dir nicht mehr passt. Lerne loszulassen, was dich einengt, und hineinzuwachsen in deine neue Form.

Besonders wenn eine Zeit der Veränderung gekommen ist und du dein neues Sein der Welt präsentierst, kann es vorkommen, dass nicht jeder wohlwollend auf diese Veränderungen reagiert. Es ist eine Zeit, in der du Rückgrat für deine eigenen Entscheidungen oder die Umsetzung deiner Transformation benötigst. Die Kobra (Bhujangasana) stärkt und massiert die Rückenmuskeln. Die geraden Bauchmuskeln, Brust- und Halsmuskeln werden gedehnt und recken sich der Welt entgegen. Die dazugehörigen Chakras werden sanft angeregt und setzen deine Schöpferkraft und deinen Ausdruck frei, damit du diese voller Herz leben kannst. Die Kobra öffnet und befreit. Sie gibt dir den Mut, deinen hohen Idealen und Visionen zu folgen und deine Veränderungen tatkräftig umzusetzen. Sie befreit dich von Furcht und gibt dir neues Selbstbewusstsein. Gerade bei Stress stärkt die Kobra deine Konzentrationsfähigkeit, denn sie macht dich hellwach.

Lege dich auf einer Matte oder einem Teppich auf den Bauch. Atme einige Mal tief durch. Nimm dann einen Atemzug, der dich sanft anhebt. Spüre dabei nach: Welcher Sache oder wem gegenüber möchtest du dein Herz öffnen? Nimm die Hände neben die Schultern, und fließe einatmend in eine Kobra hinein. Lasse dich ausatmend wieder sinken. Fließe so dreimal durch die Asana hindurch, und bleibe dann beim vierten Mal für einige Atemzuge in der oberen Position, der Kobra. Entspanne dich in deine Aufgerichtetheit hinein. Öffne dabei dein Herz für dich und alles, was du in diese Welt hineingeben möchtest. Wenn du spürst, dass es noch etwas braucht, fließe danach spielerisch durch ein paar Kobras, und führe diese eher schlängelnd aus – schlängele dich aus der alten Haut heraus, und beende dann sanft die Übung.

> Welche Veränderungen spüre ich in mir?
> Was möchte ich im Außen verändern?
> Wie kann ich gestärkt aus der Transformation hervorgehen?

Tipp: Achte darauf, Hals und Rücken nicht zu überstrecken: Bewege den Kopf in einer Linie mit der Wirbelsäule, und richte dich mit sanftem Schwung aus den Schulterblättern heraus auf. Bitte verzichte auf Bhujangasana, wenn du am Handgelenk verletzt oder schwanger bist.

ZIELGERICHTET

HANDLE IM EINKLANG MIT DEINER VISION.

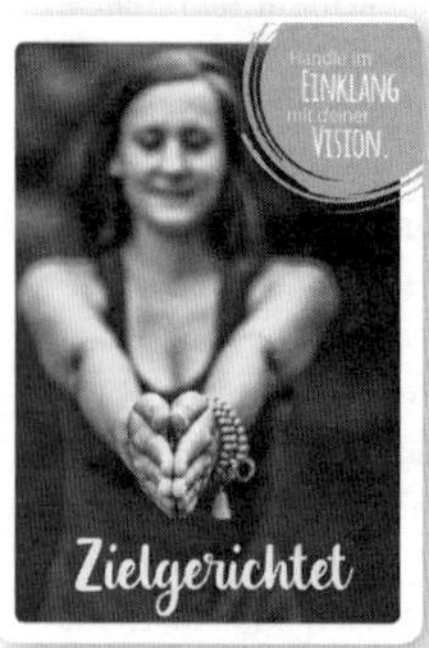

Du weißt, dass zwischen deinen Träumen und ihrer Verwirklichung dein Handeln steht. Handle heute im Einklang mit deiner Vision. Sei zielgerichtet und stark, folge dabei stets deinem Herzen.

Gibt es etwas, was dich schon lange ruft, dem du aber bisher nicht folgen konntest? Möglicherweise hat dich etwas in deinem Inneren davon abgehalten, oder die äußeren Umstände forderten dich zu sehr. Heute ist dein Tag. Nimm dir Zeit für dich und deine Herzensangelegenheiten. Nimm dir Zeit für deine Vision, deine Träume, und bündele deine Energie kraftvoll und gezielt darauf.

Nimm eine aufrechte Haltung im Stehen ein. Die Füße sind hüftbreit, die Arme hängen entspannt zu den Seiten. Beobachte eine Weile deinen Atem, wie er kommt und geht. Nimm wahr, wie sich der Brustkorb hebt und senkt und sich der Bauch leicht nach vorn wölbt und wieder zurückzieht. Spüre in der Mitte der Brust, in deinem Herzzentrum, ein Feuer für deine Vision brennen. Vielleicht kannst du es auch visualisieren. Was nährt dieses Feuer in dir? Wonach rufen die Flammen? Wonach sehnt sich dein Herz? Spüre nach ... In dir brennt etwas, was dein Herz im wahrsten Sinne des Wortes begeistert. Welchen Geist, welchen Spirit fühlst du tief in dir? Atme tief ein und vollständig aus. Nimm die Pause wahr, bevor das nächste Einatmen ganz natürlich kommt. Visualisiere vor dir deinen Wunsch, deinen Traum, deine Vision. Versuche, diese Vision in all ihren bunten Farben und Qualitäten zu sehen und wahrzunehmen – bis sie vollständig da ist und dein Herz vor Freude tanzt. Hebe dann die Arme auf Schulterhöhe an, sodass die aneinandergelegten Hände eine Verlängerung deines Herzens sind und du selbst wie ein Dreieck bist, dessen Spitze dein Herzensfeuer innehat. Sende all deine Herzensenergie, dein inneres Feuer, gebündelt durch die Hände auf dein Visionsbild. Gib deiner Vision Kraft. Verbinde sie mit deinem Herzen, und handle heute in völligem Einklang damit. Beende dies, wann immer es sich für dich stimmig anfühlt.

> Was ist heute für mich wichtig?
> Was wünsche ich mir für meine spirituelle Praxis?
> Was kann heute hilfreich und heilsam für mich sein?

DANKSAGUNG

Ohne unsere Models wäre das Kartenset in seinem Ausdruck nicht so wunderbar, wie es nun geworden ist – wir danken euch von Herzen!

Andrea Huson, Yogalehrerin | www.verliebtinyoga.de
Michaela Pfütsch, Yogalehrerin und schamanisch Praktizierende | www.studyo-t.de
Katrin Bläsing, schamanisch Praktizierende
Lisa Kübler, Yogalehrerin
Anja Hilliger, Yogalehrerin | www.md-yoga.de
Annette Riekeles
Hannah Wiggenhauser, Yogalehrerin
Sarah Hohmann, Yogalehrerin | www.samanayoga.de
Tina Mara Linne, Yogalehrerin | www.lighthearts.eu
Luis und Mailina Pfeiffer
Dennis Möck-Ludwig, Yogalehrer | www.devis-ashram.de
Jasmin Ziegler, Fotografin | www.jasmin-ziegler.de
Andreas Berr
Joana Seibisch
Pia Luca Frank
Yvonne Thornton-Allan, Yogalehrerin

ÜBER DIE AUTORINNEN

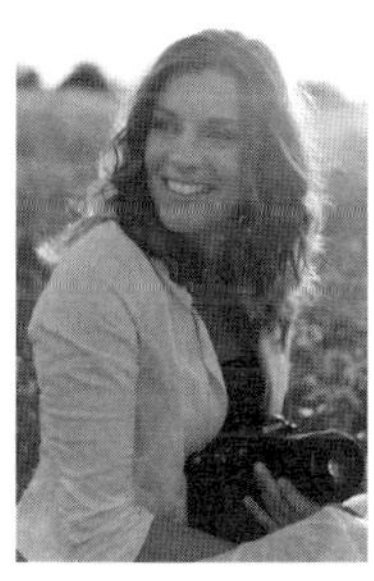

JULIA KNÖCHEL ist Fotografin mit Herz und Blick fürs Wesentliche. Ihre früh erwachte Leidenschaft zu Fotos und bildlich festgehaltenen Erinnerungen machte sie in den vergangenen Jahren zu ihrem Beruf. Sie bildet sich Jahr für Jahr künstlerisch fort und erweitert ihre Fähigkeiten dadurch kontinuierlich. Besonders die Pferdefotografie liegt ihr am Herzen und war der Beginn ihrer Tätigkeit als Fotografin. Sie gibt jährlich den Kalender »Momente mit Pferden« heraus. Schnell entstand dann »Mensch & Tier im Fokus«, und so fotografiert sie inzwischen eine große Bandbreite an Themen und Modellen.

Ihre Fotografien waren bereits im Buch »Nestbau für die Seele« von Jennie Appel zu sehen, und eines der Bilder wurde das Covermotiv des Buches und der dazugehörigen Meditations-CD. Sie hat bereits die Fotos zum Kartenset »Jeder Tag ist ein Segen« von Jennie Appel und Dirk Grosser bereitgestellt und das Kartenset »Der Segen der Pferde« gemeinsam mit Jennie Appel herausgebracht.

Mehr Infos zu ihr finden Sie unter:

www.juliaknoechel.de

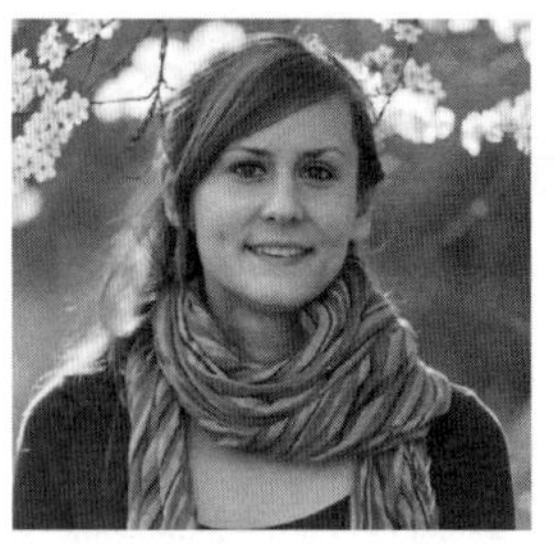

JENNIE APPEL liegt es am Herzen, Brücken zwischen schamanischen Traditionen und unserer modernen westlichen Welt zu bauen. Als psychologische Beraterin, schamanisch Praktizierende, Yogalehrerin und Thai-Yoga-Practitioner nutzt sie seit Jahren die nährende Verbindung von Yoga und Schamanismus in ihren Seminaren und Reiseangeboten. Die Autorin von mehr als zehn Büchern zu spirituellen Themen begleitet als Ortskundige der Anderswelt Menschen auf deren ganz persönlichen Wegen und hilft ihnen, die dort gemachten Erfahrungen in die Alltagswelt zu übersetzen und lebbar zu machen.

Mit dem reichen Erfahrungsschatz ihrer über zwanzigjährigen Ausbildungszeit unterstützt sie Menschen darin, aus den teils gebrochenen Traditionen unserer Ahnen neue Wurzeln für das Leben wachsen zu lassen, und führt sie somit zur eigenen Mitte, zu deren Visionen des Lebens und zur Quelle der Selbstheilungskräfte.

Mehr Infos zu ihren Seminaren und ihren Veröffentlichungen finden Sie unter:

www.jennie-appel.de

Zu Besuch bei Feen, Elfen & Zwergen

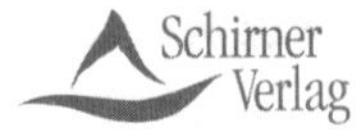

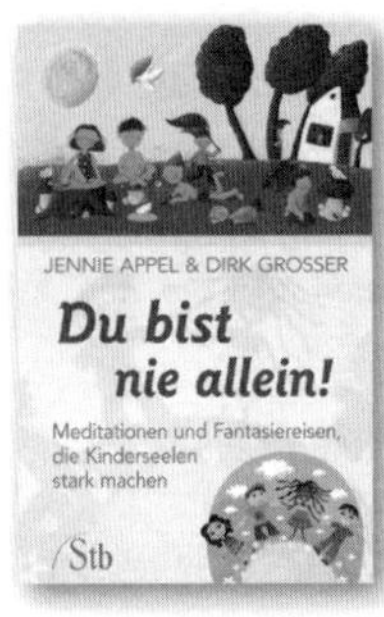

Jennie Appel & Dirk Grosser
Du bist nie allein!
Meditationen und Fantasiereisen, die Kinderseelen stark machen

168 Seiten
ISBN: 978-3-8434-3041-8

Auf einer farbenfrohen Blumenwiese mit den Elfen Fangen spielen … oder lustigen Zwergen in ihr geheimnisvolles Reich unter der Erde folgen: Die Autoren Jennie Appel und Dirk Grosser führen Kinder ins Reich der Fantasie. Gerade in der heutigen Zeit, in der Kinder mit hohen Anforderungen in der Schule, Problemen in der Familie oder mit Freunden sowie einer Dauerpräsenz der Medien konfrontiert sind, stellen geführte Fantasiereisen wichtige Ruhepausen im Alltag dar. Gleichzeitig sind sie Qualitätszeit mit den Eltern, die diese Reisen vorlesen und begleiten. Den jungen Zuhörern werden Vertrauen, Schutz und Ausgeglichenheit geschenkt, und ihre Fantasie wird gestärkt. So können Kinder angstfrei und selbstbewusst ihren Alltag leben.